静虚子 ◎ 著

伍柳天仙法脉

修持指要

前 言

一

静虚子先生,家传四代中医,医术精湛,但他却毕业于西北工业大学航空专业,从事航空发动机的总体研究、设计;后又因工作需要转向仪器、仪表方面的研究,并卓有成绩,升任高级工程师。自幼耳濡目染学习中医传统文化,因此他精通中医医理,故对传统道家养生文化兴趣亦浓,并了知传统养生文化的源头与精髓乃金丹大道。于是静虚子先生中年以后,即倾全力从事内丹学的研究与实践。为此他广泛搜集丹功及与丹道相关的文献、资料,认真研习丹道名著《伍柳仙宗》。从精研丹功文献、著作中他深知:"任君聪明过颜闵,未遇真师莫强猜。"(宋·张紫阳真人语)"寻法觅师问正传,未得真诀难为仙。"(清·柳华阳禅师语)。要想读懂丹经文献、要得到丹道入门下手的真实功夫,必须要有"真师"传与"真诀",否则即使你劳累终生也可能是白辛苦一场。静虚子先生从阅读柳华阳禅师《慧命经·自序》中得到启发:"始知修炼家必赖师传,乃寻求不已。足迹遍荆楚间,讫无所遇。后乃投皖水之双莲寺落发。愈加咨访,凡三教之师,靡不参究,竟无悉慧命之旨者。因自叹曰:人生难得,遂此虚度乎?忽发一念,于每夕二鼓,五体投地,盟誓,虔扣上苍,务求必得。阅及半载,幸遇合洪、冲虚师,传余秘旨。豁然通悟。乃知慧命之道,即我所本有之灵物。"于是先生每逢初一、十五,沐浴更衣,十分虔诚地去归元寺礼拜……经不懈修习钻研,悟得华阳禅师天仙法脉三成全功的法诀。

天仙法脉著作的代表作《伍柳仙宗》，其古本和现今流行的版本与单行本，编撰者都未得到伍、柳二真人的真诀及真传，只是出于崇敬和热情而编辑出版上述著作。然所编辑的著作一是不够全面，二是混编了不少非伍、柳二真人的文章，三是断句不当，有的甚至和著作者原意相左。

静虚子先生将原来丹经著作中许多奥秘及难懂之处，逐渐悟通。有明灯指路，加以自己的勇猛精进，逐渐有了真修实证，先生和他的弟子们将广泛搜集到的各家文献进行十余年不懈的精研、分析、订正，数易其稿，终于整理出了全新的《伍柳仙宗》——《伍柳天仙法脉》（宗教文化出版社，2007版），了却伍、柳二真人的夙愿，同时也立了一大功德！

二

广成子、老子……口传心授了长生久视之道；《黄帝内经》呼吸精气，独立守神，寿敝天地，无有终时的医道境界；释迦佛祖四大愿望中"恒愿不死"；都表达了人类生命个体自主性命、自由生死的气魄和理想！

医家在肉体色身的祛病延年方面，做出了很大的贡献。佛家对人类精神层面进行了空前深入的剖析，描绘了不生不灭的涅槃境界。道家则铸造并架起了由凡而仙的具体桥梁、超凡入圣的通天灵梯，修真证道者们遵桥而过，拾级而登，就可登上通天灵梯而至生命的自由王国，做自己生命的真正主人，从此数不得而限之，命不得而拘之而获大自在——心自在，身自在，业自在，无不自在。此桥、此梯就是可望而又可即的金丹正道！

过来人云：高僧不避道，高道不避僧。在古代，佛道一家，并无多少门户之见；即使是养生领域也系如此。北魏高僧昙鸾，就曾师事陶弘景学习仙术，遂能调心炼气，对病识缘，名满魏都。譬如"内丹"一词，首先出现不是在道教经典里，而是在佛教天台宗的文献中。被尊为天台宗第三祖的慧思

（515—577）大师，既注重禅法践行、义理推究，同时又吸收了道教炼养方术，作为修禅成佛的步骤和阶梯。他说："我今入山修习苦行。……为护法故求长寿命，不愿升天及余气，愿诸贤圣助我，得好芝草及神丹，疗治众病除饥渴……借外丹力修内丹，欲安众生先自安。"（《南岳思大禅师立誓愿文》）外丹、内丹明确划分，在历代养生文献中此为首见。

苏元朗真人隋开皇时（581—600）活动于罗浮山一带。《罗浮山志》载他生于晋太康年间（280—289），至罗浮山时已300余岁，"得司命真秘，遂成地仙"；"居青霞谷修炼大丹，自号青霞子……发明太易丹道为《宝藏论》曰：'夫天地之内，宇宙之间，中有一宝，秘在形山（体内）。识物灵照，内外空然；寂寞难见，其为玄玄。……本净非莹，法尔圆成。光超日月，德越太清。……朗照十方，应用堂堂。……其精甚灵，万有之因。凝然常住，与道同论。'又曰：'天地之先，无根灵草（炁），一意制度，产生至宝（内丹）'"；"乃著《旨道篇》示之，自此道徒始知内丹矣"。唐代八仙之一的张果老、东岳丹师董师元，先后继承了苏元朗的学说而写了《龙虎元旨》《诸真论还丹诀》，皆称其丹法得自罗浮山隐士青霞子。

"天地久大，圣人像之，精华在乎日月，进退运乎水火，是故性命双修，内外一道。"苏元朗首先明确提出了"性命双修"，作为内丹修炼的核心内容及指导思想，并沿用外丹名词讲述内丹："龙虎金鼎，即身心也。身为鼎炉，心为神室，津为华池。……白虎者，铅中之精华；青龙者，砂中之元炁。鹊桥河车，百刻上运，华池神水，四时逆流。有物之时，无为为本。自形中之神，入神中之性，此谓归根复命，犹金归性初，而称还丹也。"文中之"鹊桥河车"，乃后来丹家所谓的小周天炼精化炁工程也。

不过第一次指明小周天工程的，乃是得到谌母元君真传的东晋道士许旌阳真君（239—374），他首先披露了小周天进阳火、退阴符过程中，卦爻斤两的程限规则——积得阳爻216，积得阴爻144。

静虚子先生曰：真立大志，求仙、佛证道者，必先知正旁、正邪之分，绝不能兼求并学。余所闻、所求正宗、正统、正法者：仙宗为天仙法脉，佛宗为"拈花微笑"一脉。

仙宗天仙法脉有证可查者，源于广成子、黄帝、老子，传少阳主脉于王玄甫、传钟离权、传吕洞宾、刘海蟾，再传王重阳、张紫阳，王重阳再传北七真，张紫阳再传南五祖。性命双修内丹养生发展到唐末、五代，钟离、吕祖才将一向口传心授、不留文字的天仙内丹法门的三成全功，用文字将"炼精生真炁（小成人仙）、炼炁化阳神（中成神仙）、炼神合大道（大成天仙）"的"三成全法"形之于笔，予以公开表露，内丹炼养的"经典模式"遂固定下来。后来出现的东、西、南、北、中五大流派，以及其他性命双修派别，无不皆以钟离、吕祖传承的天仙法脉之"三成全法"为依据。

从古至今，丹经道书可谓汗牛充栋，浩如烟海，但系统、具体讲述金丹大道者，却付之阙如。老子画了一条龙，时显时隐；魏伯阳真人写了几大篇诗，隐喻迷离，费人疑猜；张紫阳《悟真篇》、《金丹四百字》亦复如此；好在钟离、吕祖制定出了天仙金丹大道典型的修持模式"三成全法"，后来的修真证道者才得以窥见内丹术的全貌。至张三丰真人出，托出了具体的下手功夫。可惜的是，厚厚的《吕洞宾全集》、《张三丰全集》等，均为他人所编撰，真伪穿插，玉石难分，实实令人头疼。直到明、清，获得天仙金丹大道"三成全法"之正道真传的伍冲虚真人、柳华阳禅师，他们将自己坚持性命双修、佛道双了，从了证长生的仙宗果位，直证了证无生的佛宗果位的全过程和盘托出，后来圣真才得以窥金丹大道修证的全貌；或曰究竟境界及其验收标准："度金石无碍，步日月无影；入水不溺，入火不焚；散则成炁，聚则成形！"之后悲心大发，为度后来圣真，写出了《伍柳仙宗》一书，一扫隐喻卦爻，直论精气与神，赶走拦路之虎，捅破窗户之纸，令后来圣真了知：路应当怎么走，己应当怎么炼，道应当怎么修，果应当怎么证。这一点连外国人都看了出来，不久前去世的英国著名学者、中国古代科学技术史研究家李约瑟博士，在他的巨著《中国古代科学技术史》一书中写道："中国内丹养生学，只有到了伍冲虚、柳华阳，才算真正的成熟与完善。"

静虚子先生在《伍柳天仙法脉》编后语中写道："这些著作中阐述的金丹功法，乃承传自古以来，正宗、正统的天仙法脉，并非伍、柳二真人自创。"伍冲虚真人、柳华阳禅师在他们亲履了钟、吕天仙大道的"三成全法"和佛祖的"教外别传"之"本地风光"以后，倒驾慈航，驶出果海，以过来人的境界和气魄，把修真证道、直趋顶峰过程中必然遇到的诸多问题，一个个加以深入阐述，令后来圣真恍然了悟，而直趋正道："我以四十余年究竟之力而悟，后圣不终三日，彻见而彻知，并解悟二经之法旨，不大便宜耶？"（《伍柳天仙法脉》，宗教文化出版社，第13页，2007版）

古人云：金者炁也，丹者圆满也。金丹之道公称为大道，当然是圆满无缺的，无须后人搞什么修正主义，只能是依一己根器的差异、年龄的老少（童身或是破体）在具体入手方法上可以略有不同。故而伍、柳二真人对天仙之道的"三成全法"本身，未动分毫，只是把从入手功夫直到了手阶段的诸种疑难问题一一进行剖析。伍真人在《天仙正理直论》第九章中对先天后天二炁、药物、鼎器、火候、炼己、筑基、炼药、伏气、胎息等，剖析得深入浅出，一目了然，"完全画出一个天仙样子，令有缘有志者见而顿悟"（《伍柳天仙法脉》，宗教文化出版社，第75页，2007版）。

在《仙佛合宗语录》的"丹道九篇"中，详细讲述了最初还虚、真意、水源清浊、采大药火候、七日天机、过关服食天机、守中、出神收神、末后还虚等。李涵虚真人说：细微节目，唯过来人方能道得；真成就者才能传授。现在某些非过来人者却说"太繁琐"，实为门外汉之门外话。

金丹丹法师传虽一，然而悟解有别，故而出现了左道、右道，乃至邪道。老子《道德经》不说了，注解家成千上万。张紫阳的《悟真篇》从一注到多注，都说得到师父真传，分而为清修派与双修派，其真其假，恐怕只有把张紫阳真人请回来才能分清真伪。为免再出此类弊病，须要注解者，伍、柳二真人皆亲自提笔，无须他人置喙，实为依经不依论！

柳华阳禅师的《金仙证论》和《慧命经》，则着重阐述了小周天工程，及入手具体功夫，孕药、调药、河车搬运及其程限规则等，并画图说明、论证；还和盘托出了"阅尽丹书千万篇，末后一段无人传"的传授：如何散则成炁，炼神还虚，和大宇宙混沌为一，即人天合一，天人一体。

古人曰：道之不行，缘于道之不明；愈因道之不明，愈致道之不行。为弘扬伍柳天仙正道，静虚子先生奉师命，曾先后撰写了三篇重要文章：《辨别正宗旁门和清净浊染的正理正法》、《黄元吉真人玄关绝学》及《金丹正功虽分门派　修持正果皆宗同法》等，当有助于读者对《伍柳天仙法脉》和黄元吉《道德经讲义》的深入理解，宗天仙法脉的真修实证皆应细读之、深研之，如此方能读懂《伍柳天仙法脉》、《道德经讲义》，加深理解天仙之道，少走弯路，直趋峰顶，欣赏昆仑山巅的月白风清。

让我还是用仙师的话，来结束本文。

华阳禅师："天地之间，富贵以及妻子是有定分。若大道则不然，可以苦志而得；古云：'有志者事竟成。'古来多少不该成道者，而竟成之，非生来有分也。"

黄元吉真人："论近时修炼，不拘前根，只论眼前积功累行，好道求师，亦准一劫造成。"

陈致虚真人："大道唯有金丹门，金丹亦无第二诀。"

正是：耐得寂寞与凄寒，无味馒头啃不完；无味中有味中味，味中味藏甜上甜。

存诚子　于贵阳

2014年6月2日

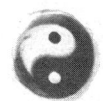# 目　录

上　编
伍柳天仙法脉修持指要　001

一　辨别正宗旁门和清静浊染的正理正法
　　——读《道德经》第四十二章小得　003

二　金丹正功虽分门派　修持证果皆宗同法
　　——读各派名家丹经一得　020

三　黄元吉真人玄关绝学　030

四　天仙法脉不容误解
　　——与南怀瑾、陈撄宁二先生商榷　043

五　《古书隐楼藏书》不过旁门小术　055

六　黄元吉绝学不可妄解
　　——略评《颠倒之术》　081

七　答同修问　092

中　编　103

一　《伍柳天仙法脉》摘要　105

二 黄元吉《道德经讲义》及语录　　149

下　编　193

一 历代仙祖事迹简介　　195
二 金丹大道修持学常用名词简释　　239
三 丹圆颂　　251

上编

伍柳天仙法脉修持指要

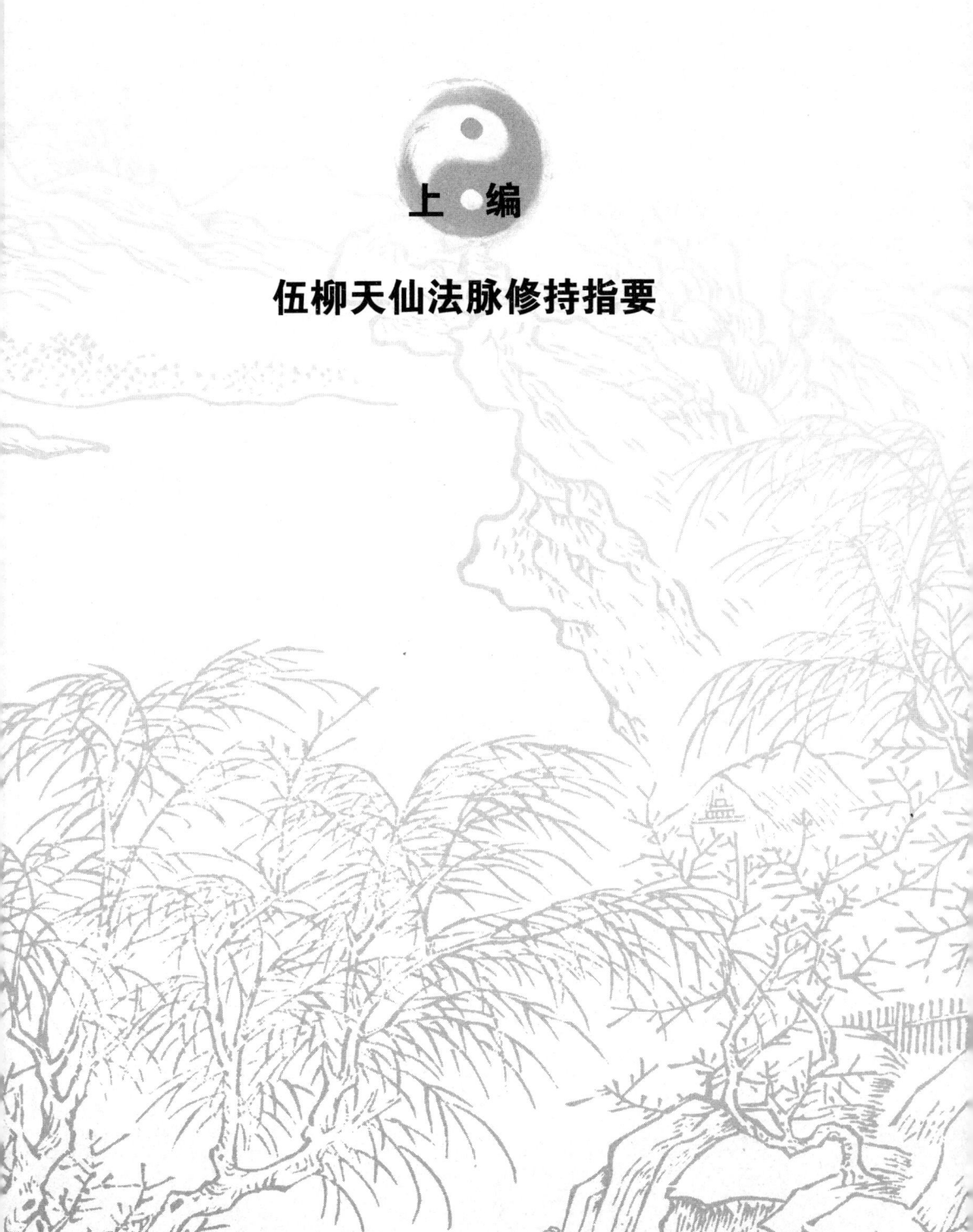

一 辨别正宗旁门和清静浊染的正理正法

——读《道德经》第四十二章小得

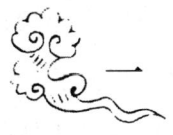

修功求道之法，自古以来，道宗有三千六百门，佛宗有八万四千法。门门自称正宗，法法自标清净，使世之真修实悟者，莫所适从，往往误入歧途。今体师祖普度宏愿，遵《道德经》第四十二章所示万物生化正理，以世人受胎成孕生形有序之理，示返还逆修三成有序正法；并示清净之真旨实指，使求道者执此照妖镜，人人能自辨正宗旁门，清净浊染，不受迷误。

（一）受胎成孕生化顺序，有三变之理

世人皆以父精母血（卵）为人与有情万物受胎成形之本。仙佛正宗修者认为受胎成形之本乃历劫不坏、轮回不休的种子（即佛宗所示第八识，阿赖耶识），由持种之因（相当于基因）的不同，而见与其种因相应之物的交媾，必突起淫欲之念，刹那间，挟先天一炁而同入父精母血之中，投胎受种。此先天一炁即先天性命，是受胎成形之主之本，不生不灭，无增无减。父精母血乃后天性命之基，为先天性命寄居之屋舍，其化生成长为形身，有生灭增损，故有孕育出胎、生长壮大、衰老死亡的顺向化生程序。

父母未交前，一片虚无，既无先天性命，亦无后天性命。佛云威音，道名"道"，儒称无极，皆是借名强名，诚为"无名天地之始"的道源性海，寂湛圆明，光周沙界。造化生出无形无象，可化生一切的"有名万物之母"，名为先天一炁，太极，"一"。父母初交时，"一"由轮回种子带入胎中。轮

回种子乃阴灵之神，识神总根，生死之本，不借后天遵法返修，不能和合得此"一"（若能合一，"神得一以灵"，便为阳神，何有轮回？），只能"受此天命"带入胎中，生化后天，了历劫之因。"一"含藏先天性命（一中有二，静合不分，故称太极；胎息忽动，立判性命，一分为二），为后天性命之本。有此本，母血父精（称为三），方可受孕成胎，生化后天形身。故《道德经》第四十二章示万物生化之理为"道生一，一生二，二生三，三生万物"，示静虚无极为万物生化无穷之总源。揭示后天生化大法为"万物负阴而抱阳，冲气以为和"，即以冲和气机为滋养动力，乘先后天性命静虚自动的动静之机，交媾阴阳，和合太极。

受胎成孕至发育健全的顺道，依序有三次大变化。正宗返修亦相应有三成有序之证。入胎受孕为第一次大变化。受孕后，先由受精卵（含先后天性命），形成一个血肉腔子（腔内即虚空），与母子宫相连处即胎儿之脐，从无胎息而渐有胎息（即冲气以为和），始能生化发育。从此一有胎息起，已落后天有生灭之途（中医理论视胎孕为人生之先天，修道则视为后天中之先天）。腔子成长为肾心。此时，先天之性隐于神（第八识）而藏于心；先天之命隐于冲和元炁而藏于脐。冲炁循督任温养胎元，形成五脏、五官、百骸，直至十月胎圆将产为第二次大变化。

出胎后，剪断脐带，不得不起口鼻呼吸，另辟"冲气以为和"之道路，求生长发育。同时，识神即缘息而进，完全落入后天之生化发育中，必须借后天五谷精华，充养形身。口鼻之息一起，先天之性隐泥丸，先天之命藏炁穴，两下分离，已不能如处胎时，息息得冲和炁温养互资。后天中，人既要靠呼吸与五谷充养形身生命，又要靠识神维持正常的世俗生活；同时，呼吸也耗损元炁，识神又扰耗元神，但这是生命演化中必需的耗损。起始，充养大于耗损，直至性机能成熟，天癸通前（即男能初泄精，女能初潮月信前），后天形身充养至精全、炁全、神全，即第三次大变化之时。此时若得真师之指，可直接行采大药功及五龙捧圣服食大药功，证地仙之果或阿罗汉果，已无"分段生死"而实证长生不死。若无缘修仙佛正道，顺人道生化，则情欲一开，精泄则炁泄神昏，已成破体之人。此后，后天充养越来越跟不上情欲泄精之下耗，和营营思虑谋求名利之上耗，使人逐步走向衰弱死亡之途。死时，先形坏识（第六识、第七识）灭，阿赖耶识由持种之因，再去轮回；先天一炁散还太虚，空负此一劫人生天赐之命；"天命之谓性"；不能转阿赖耶识为大圆镜智。

（二）返还证道逆修顺序，遵三成全法

世人所知之炼精化炁，炼炁化神，炼神还虚合道，即初、中、上三成有序之功。但炼精化炁前有化五谷阴精为元精（动炁）之功却鲜有知者。甚或有些知名学者，将此起手孕、调药求玄关之法即初成中第一层之法，妄加引申为三成全功。

1. 初成筑基，返还至出生前，分三层，证人仙、地仙小果

世人及气功界以为不可企求的长生不死，仙佛正宗却视为修道之初成小果，即证地仙或阿罗汉果。

初成筑胎神之基功，前辈仙真，不肯明言全言。为护天宝，仅以炼精化炁稍示之。慎言秘言其前之化五谷阴精为元精功。今体师祖普度之心，明言全示为本文之重点，以接引真修实悟之仙佛真种，入正道之门。

初成筑基之功分三个层次。第一层为孕、调药求狭义玄关法。第二层为小周天功法。这两层功法，相当于由破体返修补足至十六岁，初次泄精前之精全、炁全、神全，后天完足状态。得证者即为人仙。第三层为采大药功与服食大药功，返修至相当于将出生前之胎中。得之者即证地仙之果，亦筑成仙功中胎神之基。可接修温养仙胎（道胎）的十月中成之功。

真证人仙之果者，从此精已尽化为炁而无精，通精之路已无实用，必有"马阴藏相"之瑞征（世尊三十二瑞相之一）。不得初成中第一层、第二层之诀法景旨，不能有真证。得真证者，可颐养天年；若不受世俗情欲名利之扰，可勉强保持长生不死。若再进修，实证地仙之果，则实证长生。

　　孕、调药求玄关功，是返修中入手入门之功，看似简单，实却至难。除前云仙佛正宗秘法不传外，又由于行此功，必须利用生殖机能，按仙佛二宗清规及中国自古以来传统观念，都不便于说。更因为破体成年之人，受情欲之困，识神之扰（第六识攀缘不停，第七识恒思己利），下漏上耗习俗难改。又因为第八识历劫持种之因的秉性难移，必操纵前七识困于习俗。故千万人中，难得有一个肯真修实悟，而且能坚持得证者。传之不果，不如不传。正道之师择徒，甚难于徒择师。

　　前引《道德经》第四十二章前六句，亦总括逆修根本至理，即静虚无极乃生化总原，藏化无限，和合阴阳，团聚太极乃生化之根；冲和运旋之炁乃充养之本。示人后天之生化，必须用冲和之气，仿造道源无极之静虚；于其中和合先天与后天性命，假造太极；方得生化之玄妙与大用。

　　自入胎后，先天性命即隐于后天性命中，如金之在矿，玉之藏石。真修者，行起手孕、调药求玄关之功，首先要行"初步还虚"的炼己之功。能"对境无心"，方可去情欲之困与识神之扰（六祖云"六七因上转"）。以自然冲和之呼吸，和合神炁，于人身中，再造（假造）虚极静笃之道源无极；由后天色身中取出无生灭、不增损之先天一炁为小药丹头，方得玄关之真证。由于习俗难改、秉性难移，六、七、八识皆不肯轻易俯首就范，让尔能假造静虚无极之境。故真修者，必须于自身中，一造再造无极、太极玄况，更"观天之道，执天之行"，仿月之亏盈、修"簇月"神功，为珍秘诀法，隐名玄关。一造者，使源清精真，得孕药之证，微阳生也；再造者，使精真而能达真精之用，得调药之证，小药生也。余体师祖普度慈心，于此处重申仙佛入手玄秘，冒谴普度。凡真修大成者，见此言当知；微阳未生与仅微阳生，皆非真得玄关之证。先天一炁，不能如金之出矿、玉之离石，不能得此先天之主，亦不能化生后天，补足后天。虽行小周，亦是幻丹，必无真证。紫阳祖诫云"水火煮空档"也。警之！

微阳生与小药生，虽皆以后天生殖机能之阳物兴动为外景，但并非以此后天生殖之机能（古德称为"情"）为丹头。此情即矿即石也，小药丹头即金即玉也；无情即无矿石，何能采金玉于其中？仅有矿石，不知提炼之法，即孕、调药求玄关之法、诀、景、旨，亦不得矿石之用而能提出金玉。对此，古德古真多有隐示。五祖传法六祖时有偈云："有情来下种，因地果还生。无情即无种，无性亦无生。"六祖云："淫性即佛性。"龙牙禅师云："人情浓厚道情微，道用人情世岂知？空有人情无道用，人情能得几多时？"此"情"本后天五谷阴精所化，阴精乃五脏精华贡献于下丹田的后天精华。故孕、调药求玄关不于下丹田为外鼎求之，乃既不知法，更不知理。未证初成之果，行中成之功，非自然炁满不思食，而强以后天之术断五谷者，乃自断后天生化阴精之补给。一般所谓辟谷、断食乃治病之术，非求长生正功也。修者更当知，不遵一造、再造之理诀，不于静虚中，以孕药之功而"情"来实觉者：如自然之性冲动，甚或情欲之冲动，甚或以各种世法使阳物兴动者，乃后天生殖之淫精也，皆浊源假精，紫阳仙祖诫云"见之不可用也"。对破体已失生殖机能之老年修者，凡有一口呼吸气在，只要补充五谷营养（食勿过饱，练功前之餐以八成饱为好），按孕药之诀化阴精为元精，持之以日，必能于冲和静虚中，突觉"情"来，得孕药之证微阳生景。孕药法诀，即添油续命之仙方正法。光明如来云："老僧会接无根树，能续无油海底灯"，即指此法。

小周天炼精化炁功前之孕、调药求玄关法，实为化五谷阴精为元精之法，古真古德一直未明示全示。直到传承至伍冲虚真人、柳华阳禅师，方首先明示、全示理、法、诀、景、旨于《伍柳仙宗》中，真开普度之门。可惜，世上无人参透书中的玄关之秘。黄元吉真人体二真人慈心，于《乐育堂语录》及《道德经注释》二书中，大弘此入手入门正法。世之崇黄真人玄关绝学者，却鲜有知此真旨者。故有以孕、调药求玄关一层之学，妄代三成有序全法者；有不求内鼎，妄指色身内外各固定处所为玄关者；各不以下丹田为外鼎，求玄关内鼎者；皆不能真得玄关之证，皆不能入天仙正道之门，实辜负了三真人普度慈心。

初成中第二层功法，乃小周天炼精化炁之功，炼元精为元炁（动为元精，静为元炁。由动至静伏藏即归根复命）。以片时一刻六候神功，团炼小药丹头为内药。此功真伪在得否玄妙真机。得玄妙真机者行之，升督有"火"景，降任有"符"相；其中如饮醒醐，天心泰定，黄金世界，热若汤倾，历有景规；皆冲和炁机，生化之相，万不可着，更忌贪求。唯镇之以太扑，恒持假造之静虚与太极，潜移默化，自然生化，始为真得玄妙之机。

玄妙机之至秘有二：一为循督任法诀之心旨、阖辟机缄；一为程限行住规则。尤其是小周天程限行住规则，世上除《伍柳仙宗》全示其法外，尚未见古今书刊有全示其法诀者。世上亦实无真知者。有些学者，自认聪颖，不信有此规则；甚或谤以繁琐不清净（其实连书中所示的呼吸次数的皮毛皆不能真知），不顾二位真人谆谆教示："任尔三教，是是非非，成乎其道者，不离此方。"更警真修者："苟不用此，万无所成！此法自汉至今，秘而不泄。佛佛秘授，祖祖口传。"恩师由佛门转天仙门，得佛果证天仙，此皆自验之实语真语，非隐言喻言也。奈何盲而自信之学者，却谤以繁琐不清净，结果空争浮世虚名，难免轮回之苦；更贻误后之真修实悟者。可悯世之学者，终生空喊"观天之道，执天之行"，空羡"攒年簇月"（即小周天程限行住规则与孕、调药求玄关诀）神功；二真人示以真法，却盲而不信。甚或将此片时一刻有为助功，盗机权法，妄解为三成全功，沐浴常法，无为正功。今再体

一 辨别正宗旁门和清静浊染的正理正法

恩师慈心，明告曰：此法自汉时许真君传吴猛后，皆秘而不宣，口传嫡徒。古真古德，仅偶有片言之示。恩师本佛门大悲普度宏愿，将旌阳真君略言其事，紫阳仙翁只示其名的"攒年"神功，即小周天程限行住规则，隐秘的古佛天仙秘法，始合盘托出，全示于《伍柳仙宗》中。此法亦"观天之道，执天之行"，仿天地一日运行之规，合一年四季运行之则，行小周天火候。余今冒谴更言，有为之功，虽一息之火候，亦当如斯。真修者，可虔心苦志研求之。

得玄妙机之小周天功，三百数足，内药团聚成大药，内外皆有景征。得真景，当止小周天程限火候。证此则已补足后天三宝而精全、炁全、神全，实证人仙。

初成中第三层功法为七日采大药功与五龙捧圣服食大药功。五龙捧圣大法乃伍祖之师，曹还阳老祖，首先公开书文传世，慈泽后学。修者真证服食大药功，则实证地仙，已筑成胎神之基。

2. 中成温养道胎返还至受孕前，证神仙之果

中成十月温养道胎之功，以温温相续之火候，神炁意相定于化中下二田为一虚空境界之黄庭界地，以冲和胎息温养道胎，以元炁之火，化呼吸养元神，点化识阴之神为阳神，故云炼炁化神。以绵密寂照之功，直至逐步食绝（炁满不思食）、息住（气住真无呼吸）、脉住（炁尽脉停），识灭念寂心无生灭，昏沉尽绝寂湛神阳，只剩唯一阳神（此乃真正得"一"，非以前行功中，假造神炁合一的假太极，更非世上以孤神即阴神识念自凝的假"一"）。胎圆景至，自主念动出胎。相当于由出生前返还至入胎受孕时状态。所区别者，凡胎乃阿赖耶识借先天一炁顺化，了历劫之因；仙胎为阿赖耶识得先天一炁点化，成湛寂阳神。其中至难者，为能灵觉胎圆前，识神幻化之扰，尤其是喜魔善魔之扰。炼己真纯者，魔扰少亦无惧魔扰。出阳神即证神仙之果，亦佛宗菩萨果位，即"形成出胎，亲为佛子"，菩萨即修佛之法王子也。此时

六通俱全，一通百通，千通万通，非世之特异功能术也。

得证者有景证，外形可见，发白重黑，齿落重生（非世之以鹤发童颜为神仙者，此为采补后天术之所证也；连分段生死亦不可免）。若用世法验其真伪，置密闭透明真空箱中，不通气供氧，不给饮食，可常年生存，因其既无精（亦无屎尿等后天排泄物）亦无炁无息故也。此时若不欲修上成之功而羽化，肉身不做任何物理化学处理，也能长存不朽，柔软如生前，色泽亦不变化。非世之以不得不死，死尸僵硬腐臭而诳称羽化以欺世者也。真证神仙者，已无变易生死。

3. 上乘还虚合道，圆顿真性，极证天仙佛果

上成炼神还虚合道之功，无法无相，全靠自悟。太上有教："无名天地之始。"六祖有训："言语道断，心行处灭。"吾岂敢不遵祖训，妄言其法其旨以欺世焉！仅有法外琐言与真修者共勉。

世之所贪求仰慕之"顿法"，实当从此始。"顿法"者，入真定大定也。精尽（初成功证，第六、七识初定）无精，炁尽无炁（中成功证，真无呼吸、无脉），念寂（前七识已定）神阳，得此真正"一"者，始能真大定。不是仿道源之理假造静虚，借假修真假合太极之一，即此正宗仙功，亦非真定；更不是以孤神自凝，实为识阴之神强自止念，以第六识于现量清静境做游戏，最高者自耽于无记空业性中，又皆呼吸浩浩难绝，自欺欺人的所谓"一"。

何谓真定？已得真"一"之阳神，自凝于虚极静笃的无极之中，虽"虚空界尽，我此修行，永无有尽"。使历劫持种之因的阿赖耶识由得"一"而阳而纯而灵，能恒持静虚无极，转白净识即阿摩罗识；以大定破此识证法界体性智，始可转阿赖耶识为大圆镜智，转末那识为平等性智，转意识为妙观察智，转前五识为成所作智（五八果上圆，六七亦由因上转，实证果上圆）。转识成智，圆顿性海，常寂之光，普照沙界。无极是真空亦非真空，真道源

性海也，岂枯寂、无记空哉？

得此极证者，形神俱化，隐显由心。世之所见完全虹化者，乃隐而去；若有缘见其来者，便知既可以原形色身相见，亦可化异形万物相逢；实非以世之常理所可测度者。

（三）几点浅见

1. 真修者必按三成有序功法，三宝合炼，逐成升华返还

修道根本为返性，圆顿真性。真性来自先天一炁；得初、中成之证者，真性化于第八识中；上成顿法之修，即以真定大定，化转第八识，圆顿真性，复归无极，复归于道源性海。此乃真实以无为正功行先天之修。

人道一入胎受孕，即坠入后天，受第八识主宰。先天隐于后天之中，化生神炁精形身。故必借有为功法，三宝和合，从后天中提出先天。先和合升华三宝为单一纯阳之神，方可再修上成顿法。世人皆知，人道受胎成孕、出生成长是一个有序的生化过程，不可中断；逆修返还的三成有序功法，岂可横空切断而能得真证哉？此人人易知之理也。更何况三成有序全法，乃从大道顺向化生至理得出，由修道祖经《道德经》第四十二章首示于世。若此正理，真修者不可稍有疑惑。世之以一成之法（所谓"最上一乘顿法"或"中黄直透法"），甚或以一层之法（如初成中求玄关法），妄代三成有序全功者，皆不知天仙理法之世学浅见、妄见；皆以贪求之心，求出世之证，何能真证？终不退坠，亦必老死；反谓无仙佛真法、正法，岂不冤哉、哀哉！

2. 清净真旨实指即遵法内修，绝不外求

世之修者，困扰于学者们清净浊染之争，而盲不知清净真旨之实指。念念寻清净正道，往往坠浊染与枯寂旁门，实可悯也。

正道清净真旨，当于道源中求之。便知人人先天性命俱足，不必外求。

先天性命即先天一炁，自入胎成孕起，即落入后天性命生化的形身之中。先天性命俱全，不生不灭，不增不损。古德云："吾有一宝，秘在形山。"修者于后天形身中，以逆修返还之法，逐成求之即得。何须外求？凡有外求（得道古真，所举甚多，但皆难尽其数），悉皆三千六百旁门、八万四千外道之法。

其次，人自受胎起，即落后天，胎中与生后，仅程度不同而已。返修之法，必借有为之功，颠倒之术，使金出矿、玉离石，即以有为之天仙秘法，于人身中，以冲和意息，假造静虚无极、假合阴阳太极；这就是功法清净之真旨实指。借后天形身、识心，修出先天真性命。故世间凡不三宝和合，性命双修，而单修性或单修命者；凡不从后天起手按三成之序真修者，或执后天小果以为得证者，皆是旁门。

借此，就世之迷信表现，聊述浅见。前已述，万物辗转轮回，皆为历劫不坏持种之因的第八识所主宰，他是最公正的"考察使者"，凡历劫之所有作为，乃至起心动念，皆于其中打下烙印，准确记账（持藏于种子识中），毫厘不爽。他也是最铁面无私的"主宰法官"，有账（因也）必了（果也）。有现了（现报），有缓付（果熟，以后或后劫再报）。虽然缓付多于现了，却毫不留情。他就在你（包括有情万物）自身之中，受孕时他先来寄居，死亡后，他另去择舍。据历劫持种之因，同气相求而择舍入胎。世人求神拜佛有何用？应该反求自身中的他。他铁面无私，空求妄求皆无用。不如律己，自净其心，行必合辙，自造尘世福德之享用。真修者必以炼己为首功，自造无善无恶之静虚，逐成取先天一炁点化其识阴之性，使之得一而定。既不必求仙佛，又何必求尚非仙、佛之"大师"的加持加功，而企求长生小果哉？虽明师真师，亦不过指路示门之导引。业（善福恶祸皆业）因必自了。三成之证，逐成证果了业因也。初成定第六识；中成平第七识；上成转种根识根第八识，再真转前七识也。岂能平空即能转持历劫之因的总根，生死轮回之本的第八识哉？地仙，阿罗汉长生小果；神仙，菩萨中果；天仙，佛之极证；人人自身俱足其本其基，唯尔是否发奋真求真修耳！

3. 弘法护道，复梓立德，正版全辑，择善真授

仙佛正道，自古以来，传承甚秘。皆不直示，更不全宣。唯冲虚真人、华阳禅师慈悲，著《伍柳仙宗》首先公开三成有序全功之理、法、诀、景、旨。虽打乱层次，散示各章（正考察修者诚笃虔心也），却实示全功，且隐示喻言最少。此皆至今，无一传世丹经能相比者。但现今传世各版《伍柳仙宗》，尚有以下两条不足之处。一为《伍柳仙宗》中，不知何人何时辑入六章非华阳禅师之著者，尤其是并未辑全冲虚真人传世内丹之著，使真修者，失去全研真旨之机缘。一为现所传世《伍柳仙宗》各版本，乃至《道藏辑要》毕集中所辑伍祖内丹之著者，无一本可称善本，于传理、法、诀、景、旨的关键处，皆有误漏。未得诀者，实难辨别，故更难得真传。若此等关键处之误漏，实为天秘其宝，假手于首次刊印者，不自觉地造成（再版者，未得真传，不能辨识，辗转皆误），并非由于二真人秘法惜传。余体师祖慈心普度宏愿，借此申言，若有一善信真修者，发大愿，出大力，全辑二真人传世内丹真著于一册，出版之时，使之无一关键处有误漏，准确全传二真人原文，弘扬天仙正法，接引真修实悟者，入天仙正门。余当义务助其校正全文，并真授初成功法的理、法、诀、景、旨，使其能即世而证地仙真果。

附录：伍柳派略考

（一）伍柳二仙真承传天仙正法，并未组创伍柳派

伍祖1593年逢师，1612年得三成全传。于1615年收朱太和为徒，1632年传衣钵全法于朱太和。1640年，明亡前为全世节而大隐。1639年留

记云：天仙之道，百劫百年一传于世。

柳师约于1760年得伍祖传天仙正法，应百年一传留记。又遇壸云老师传达摩、慧能、寂无"拈花微笑"佛宗正法。

仙、佛正传，同源同法、同修同证，本无彼此之分，仅示法各有侧重。伍祖承传天仙正法，柳师兼得仙、佛正法。伍柳二真履世相距百年以上，并未组派，更非衣钵之传。

（二）世称伍柳派之来源

后世修者，得伍柳二真人传世丹经之荫泽，尊称修炼二真人所传天仙正法者为伍柳派。

伍祖传世丹经有1622年著《天仙正理》，1632年著《仙佛合宗语录》，并亲示以1639年二著加注者为准。

柳师传世丹经有1790年著《金仙证论》，1794年著《慧命经》，1799年增补危险说与后危险说于《金仙证论》中，重宣入手人仙功的诀旨心印。

二真人四著，本分刊度世。1622年后世学者始将柳师二著合刻，有梁靖阳序为证。此时并无伍柳派之概念，直至1897年光绪二十三年丁酉岁，邓徽绩等合刻四著于一书，定书名为《伍柳仙宗》，此后方有伍柳派之概念。此论有邓氏（合刻伍柳真人书叙）及程德灿序文为证。邓氏书叙明言合刻之因为诚求真师。邓云求道二十余年，虽得四著，尚茫不知旨。特募资刊印，以求感格知天仙正道之真师，怜其诚笃而度之。可知首创伍柳合名于一处的邓氏，出书时，非但未得伍柳亲度，此时并未真悟四著所阐天仙大道之理法诀景旨。邓氏出书后是否得度，当视其根基因缘。可见连首创伍柳合名之邓氏，亦非伍柳派之宗祖。后世自称伍柳派者，皆仅私淑二真人之学而已。其中真得天仙正传者，为真伍柳派；不知天仙正法者，悉皆冒牌货，多欺世盗名之棍徒。

可笑后世棍徒，根基远不如邓氏，诚笃更与邓氏有霄壤之差，为求浮世虚名，欺世盗名，常以伍柳派嫡传诳人欺世，甚或诳称亲受柳师之度，以俗世姓氏宗谱惑人。

吾今郑重警醒真修实悟者，切勿上当受骗，误入歧途。伍祖留记明示：天仙之道，百劫百年一传于世。岂能轻易传人！凡得真传者，必能证天仙，证佛果。必能真证实证长生不死，此乃初成小证，何足道哉！岂后世之棍徒，以其不知真法，不得真证，不能不死，不得不死，却诳称羽化之小术哉！真修实悟者，当深研细悟二真人四著原文。四著已示三成全法全旨。今世上尚无其他真得二真人所示初成法中第一、二两层人仙功法真传者。二真人早料及此，为防棍徒妄言贻误真修者，皆于著中明戒曰"毋劳后注"。世人何不悟之甚，还枉受欺骗！

黄元吉真人体伍柳二真人普度慈心，于传世二著《道德经注释》、《乐育堂语录》中，重点特阐初成功中第一层入手孕、调药求玄关之法，可惜世上少有知音者。

（三）如何辨别真崇真得真传伍柳天仙功法？

伍祖柳师浅言直示天仙正法以来，对后世真修者影响甚大。常有不肖棍徒，借二真人之名，招摇撞骗，攫取名利，贻误真修实悟者。为防止此等祸害，特提出以下辨识真得、真修、真传伍柳天仙功法的要点：

1. 以弘扬伍柳功法为己任，认真校勘原著，遵戒不妄注妄论。

既真崇、真学、真传伍柳功法，则二真人传世之著，即为祖经。二真人皆明戒"毋劳妄注"，必当谨遵；否则名为弘伍柳，阴实扬己名，私售旁学攫取名利，乃奸诈棍徒之手段。

2. 全力辑全二真人之著，删除非二真人原著之文，订正《伍柳仙宗》或各单行本中历次刊印之误。

正文末已示，二真人之著，于首次刊印时，在功法关键处，即有因刊印之误漏。真得传者，必可校勘刊误，一一订正，以继二真人仙踪，实现二真人普度真修者之宏愿。若不能校出各版误漏，辗转照录原误，甚或更增已误，必是未得法者。又《伍柳仙宗》，既未辑全二真人传世内丹之著，又有后人妄增紫阳、潜虚、三丰、涵虚四真人之文于《慧命经》中，又不加说明，应予删去，以复原著全貌。（《伍柳仙宗》已示三成全法，何劳再辑四真人之文）故重刊《伍柳仙宗全辑》，当是真崇、真学、真传伍柳功法者义不容辞的责任。托名伍柳传人者，岂可不致力于此弘传祖经，普度真修的神圣天职，而以攫取个人名利为务？

3. 正法择徒只凭德行根基，不论亲疏。

仙佛正法衣钵，非财产、非世法小技、非谋生小术，可私传子孙。必择有德有根基因缘者，始能传承。故世尊传禅宗正法时，择知悟"拈花微笑"之苦行头陀迦叶为初祖，而不选尚为色尘所困之堂弟阿难。中国禅宗五祖弘忍大师不传衣钵于素得亲信之首座神秀，独传目不识丁之舂米侍者慧能大师，盖因六祖慧根深厚。李虚庵老祖、曹还阳老祖皆有子后，始得真传，却皆传衣钵于有德有根基者。李传曹，曹传伍，皆未传承于亲子。又伍祖传衣钵于朱太和（朱先本是守虚真人之徒，根基德行可受天仙衣钵正传，故得伍祖衣钵。朱因避清朝初期搜灭亡明宗室之祸，密修密传衣钵，而不为世人所知）而并未传衣钵于堂弟太初、堂侄太一（伍真人虽遵母命成婚，未闻有子）。柳真人自幼为僧，更无子嗣，亦未传法于堂弟道宽，勇水庵方丈原明大和尚，却度有不少外姓弟子，柳师既无组派之念，自无衣钵之传。奉劝世之托庇姓伍姓柳者，不必以姓氏为骗人手段，欺世盗名，妄称得有祖传、单传、秘传。何必做此陷先祖于不义，坑真修于旁门的丧德劣行！

4. 天仙功法悉皆静虚之功。

伍柳所传天仙正功，必宗静虚总则，初成法就是筑基功，入手法就是初成法中第一层第一步的孕药炼己之功，皆以静虚为正功。绝无矫揉造作，编排各种动作之旁门小法，妄称不传秘法。

仙佛正法之功理，钟离老祖示，仙分五等，天仙、神仙、地仙、人仙、鬼仙；又可分二类，其一类鬼仙乃阴灵之神，乃难免轮回；其二类人仙、地仙、神仙、天仙为阳神逐步向上修积而成。修到人仙，便能长生不死（但要常修积，补偿损耗之元炁）；修到地仙，便可不必修积，实证长生不死。因精已全化为炁，团成金丹了（其不死之道理，就是能修人仙之功，补充元炁，元炁不绝，后天呼吸不会断灭，故不会死）。这就是百日筑基修成之果证。仙宗称为得金丹证地仙果；佛宗称为得漏尽通、得金刚不坏之身、得金莲宝座，证阿罗汉果了分段生死。到此筑成胎神之基，再向上修十月胎神，出阳神经三年乳哺（当中不能间断），达到一个半月内，无一闪念，无一次呼吸，就果证初阶天仙，六通俱全，神通无极。佛宗达第八地等觉初阶佛果，证三身四智。

鼎器、药物、火候，是功法中三个要素。钟离仙祖所传少阳一脉的外鼎器是：上丹田泥丸，中丹田黄庭，下丹田炁穴；分别是神、炁、精的本根归根处。在外鼎器处建立内鼎是真师所传之正法。

火候之要在用真意宰呼吸。若能深刻理解行功方法、手段及行功目的，自然就能知文火、武火，及陈致虚所言火候逐条细节。吾今指出，文火是正功，武火仅助功而已。所以，入手入门四句炼己、孕药口诀是正功，是最重要之正功。贯彻全部功法，受用无穷。昔伍祖经八年磨炼始得真证。武火是助工，是为正功文火服务的，是辅助正功的。武火虽秘密，一经师指，很易明白。而文火正功，非经苦炼多年，难以得成。非真师所能帮助。武火助功仅用于不得已又必需之少许时刻。用完即转文火正功以受用所成。

火候至秘者，在小周天程限法则。首先见于许旌阳真君著中，伍祖柳师著中，反复剖示。此乃仙佛正法不传之秘。《周易参同契》十二支行火候图及达摩祖师"四候有妙用，六候别神功"，皆隐示之。

小周天功法除程限法则外，还有河车道路、阖辟机缄、行功心旨共四个方面。河车道路仙宗称黄赤二道，佛宗称曹溪道路。非世俗医家之督任二脉。

橐籥就是阖辟，仅用在筑（胎神之）基前半部人仙功中。阖辟即武火助功。阖辟机缄即元炁、呼吸，先后天二炁，本同根而生，可相资互用的道理和方法，用之辅助文火正功，转后天五谷精华之津液，逐步升华到元炁，仅此而已。

入手炼精之外鼎器在下丹田炁穴。佛宗亦是。

真修者当知，真意若不主宰识神，识神必定主宰转却你。

真正的胎息，只出现于十月养胎神的炼炁化神功中。即使三百小周天功炼足，得止火景后之采大药功，亦不过借用胎息术语之名而并非胎息。示此后行功，只能全部用文火温养，不可再起阖辟之武火了。

仙佛正法修者，修初成炼精化炁功时，当呼吸气偶然稍断复起时，立即以真意主宰，意宰息摄转换下步功法。所谓差毫厘不结丹，岂能听由炁机自动？

仙佛正法最秘者，初成地仙、罗汉功。其中五龙捧圣服食大药功，曹还阳老祖公开了。由许旌阳老祖泄漏的小周天程限法则，历经千年以后，于伍冲虚真人著作中，反复重宣了。柳华阳禅师更于二著中重宣"任尔三教，是是非非，成乎其道者，不离此方""千真万圣，俱合此火之元妙；而三教成道者，亦此火之元妙"。受李、曹二祖阻止，伍祖未能公开孕药、调药功。不能公开《周易参同契》中，日出庚方（孕药功成）十五蟾光（调药功成）之隐示。

一 辨别正宗旁门和清静浊染的正理正法

《道德经讲义》：

"见之不可用，用之不可见。""不入静得不到，不入虚得不全。"静者太极也；虚者无极也。

孕、调药求玄关求取先天一炁（白虎首经）、小药、外药之功……都要注重自然冲和，且都应达到静虚还先天的境界。

入手首步孕药炼己，求微阳生、情来精至初玄关之法（炁阳生），黄真人称为"阳生"；第二步调药求小药、外药、先天一炁，正玄关显象（阳光一现），黄翁称为"药产"。古仙谓之蟾光、活子时、阳光一现。见此景征，即当速转河车、小周天。

玄关又称玄牝。玄关实指神觉、觉之景征。玄牝实指炁觉、觉，息觉、觉，气、炁同根，相资互用，橐籥之相自现，阖辟机缄自成之景征。

先天一炁，钟吕称为勒阳关；紫阳称为白虎首精；伍冲虚称为小药、外药。

阴精、嫩炁。

玄关仅存于一息之倾，不能长存。

守有形之中，外鼎下丹田；继守无形之中，内鼎（炁穴）神炁和合。

"人欲长生，除此守中（孕、调药求初玄关、正玄关二候之功）、河车（小周天四候功）二法（一个完整的人仙功法，即长生不老法），行持不辍，别无积精累炁之法焉。"

"三日出为爽"，示初玄关也；"十五乾体就"，示正玄关也。蟾光示小药生、正玄关，故调药又称簇月功、勒阳关。

大国喻元神，下流喻以神光下照丹田。

二 金丹正功虽分门派　修持证果皆宗同法

——读各派名家丹经一得

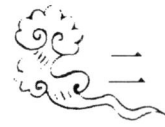

当今丹道名家，在丹道经典外，最推崇的丹功明师及其传世丹经，大约为：南宗白玉蟾所著《紫清指玄集·修仙辨惑论》；中派李清庵所著《中和集》、《莹蟾子语录》和《三天易髓》，中派陈虚白所著《规中指南》，中派黄元吉所著《道德经注释》和《乐育堂语录》；文始派、隐仙派张三丰所著《玄机直讲》、《道言浅近说》、《玄谭集》和《无根树道情》；东派陆潜虚所著《方壶外史·玄肤论》及《金丹大指图》；北派伍冲虚、柳华阳所著《伍柳仙宗》；西派李涵虚所著《道窍谈》和《人元大道九层炼心文终经》。据有些学者研究，各派用不同功法证果，并著丹经传世。于是杜撰出种种速成顿悟功派，代替传统三成有序全套功法之艰苦修炼，以遂世人贪欲之所好。如求"玄关法"、"中黄直透法"、"最上上乘顿悟法"等，迷误了很多真修实悟者。因为大多数修炼者，很难有研读以上丹经之条件。更因为这些名家在普及丹道事业中做过很多贡献，笔者和大家一样，自然地推崇他们，并相信他们的每句话。

笔者幸逢丹功发展盛世，有条件搜集以上丹经认真研求多年，始知众翁皆以同一天仙功法证果，皆经多年勤修苦练，逐步完成三成之证。各人所留传世丹经，虽有偏重，且皆重入手之法，以导后学入门；但皆遵传统三成有序功法之全法，即初成筑胎神之基法，含入手求狭义玄关的孕、调药法，化五谷阴精为元精；采封、沐浴、升降六候的小周天功法，炼元精为元炁，采、

二 金丹正功虽分门派　修持证果皆宗同法

服大药法完筑成胎神基。中成之炼炁化神温养道胎法，胎圆景至出神法。上层之炼纯阳之神，乳哺还虚合道法，此即世谓之顿法。遂成相接，不能躐等。

这里仅就以上丹经中引用众仙自述，说明要修证天仙功法不经艰苦三成修炼而得果证，绝无是处。

（一）白玉蟾得传渐法，证传渐法

后世倡言丹功顿法者，皆首以白玉蟾真人之《修仙辨惑论》为宗。下文主要引述陈泥丸、白玉蟾二真人之自著，从中可以看出，白玉蟾学、炼、证、传三成全法。得传全法，已经不易。《修仙辨惑论》，实是白翁之师陈泥丸真人之著述。白真人闻传后，当年立即追记以志之，不忘师门厚恩。此时，白仅得陈传全初成功法中的法、诀、景、旨，始能真修初成功法，尚不知中成、上成之修法，何能著顿证之法？

1. 园顿子陈撄宁氏考证，白玉蟾真人生于宋光宗绍熙五年之甲寅年（1194）。此考证确有真知灼见，故能与陈、白二真人自著吻合。

2. 陈泥丸真人《罗浮翠虚吟》云："嘉定壬申（1212年，白翁18岁。引文中括号，皆作者小注）八月秋，翠虚道人在罗浮。眼前万事去如水，天地何异一浮沤。吾将脱形归玉阙，遂以金丹火候诀，说与瑶山白玉蟾，使之深识造化骨。"

3. 白翁著《谢陈仙师寄书词》云："顾玉蟾三载（1212—1215，得真传之三年）感师恩，十年（1203—1213）侍真驭，说刀圭于癸酉（1213年，白19岁，正侍师十年，追记《修仙辨惑论》之时），秋月之夕，尽吐露于乙亥（1215年，白21岁，侍师12年）春雨之天……忽承鹤使，掷示鸾笺（1212年陈以《罗浮翠虚吟》召白回武夷传法），戒回会于武夷……大宋丙子（1216年，白22岁，侍师13年）润七月二十四日，鹤奴白玉蟾，焚香稽首再拜。"

4. 白翁追记《修仙辨惑论》云："海南白玉蟾自幼师事陈泥丸忽已九年（已过九年，进入第十年即1213年），偶一日，在乎岩阿松阴之下，风清月朗，夜静烟寒（记秋夜之景如话，确系1213年秋夜，非1215年春雨之昼）……遂名之曰：修仙辨惑论云。"

从以上陈、白二真自著之文可知：白翁于1213年9岁，即已师事陈泥丸；18岁时，陈将大隐，遂传书外出游学历练之白回武夷，传继真功法。侍师十年，19岁时，始真得初成之法，即"说刀圭于癸酉秋月之夜"。此时，略闻有上成之修证，集师徒问答为《修仙辨惑论》。侍师12年，21岁时，始得传全套三成功法，即"尽吐露于乙亥春雨之天"。故云"三载感师恩"，即从1212至1215年得师真传之三年。再隔一年，22岁时，白感师门厚恩，自记此段传承过程。世人何必猜疑哉！

5. 白著《玄关显密论》云："海南白玉蟾，自幼从事先师陈泥丸学丹法，每到日中冬至之时（孕、调药功成，小药生时，非微阳初生时），则开乾闭巽……饮刀圭，从无入有，无质生质，抽铅添汞，（示小周天功）结成圣胎（示采、服大药功，初成功完，筑成胎神之基），十月既满，气足神圆，身外有身，谓之胎仙（示中成养胎，胎园景至出阳神功）。"此处明确提出初成、中成之法，足证其所得传、自证、传世系三成全功，非只用上成顿证之法。

陈泥丸翁于癸酉（1213）年白翁19岁时，真传白下士所修初成筑胎神之基的全部法、诀、景、旨完整功法，恐白以小成小证为足，故借问答之机示白，尚有中士修证的中成神仙之法，上士修证的上成天仙之学，以警醒之。"汝来，吾语汝。修仙有三等，炼丹有三成。"白果不负师望，虔心笃求。故陈于乙酉（1215）白21岁时尽授全套功法于白。白的传承为南宗第五祖。

后世学者，因对《修仙辨惑论》中之上士二字之义不明，故侈言顿法顿证。上士者，已得初成、中成果证，能出阳神之士也。此时，当行无为纯神之法，但亦应先"无功功里施工"，方能逐步真性圆顿，灵光独耀，与道合真。也绝不是行"无记空"者流，所可理解。后世倡顿法可以成真者，可自开宗立派，不必强加于白玉蟾。自欺欺人，自误误人。

（二）李清庵亦得渐法，证得渐法

李清庵私淑白玉蟾，故自号莹蟾子。后世亦视李为白之再传弟子。

李清庵著《道德会元》自序云："余素不通书，因广参遍访，获遇至人，点开心易，得造义经之妙。于是罄其所得，撰成《三天易髓》授诸门人。"余今稍释此文："素不通书"指未遇师时，不得真诀则不解丹经之秘。"广参遍访"表虔心追求功法，得之不易。"获遇至人"者，以坚诚心行，孜孜苦求，感格师恩，终得真传。"点开心易，得造义经之妙"者，得诀归来好看书。既得真传，自能通晓丹经之秘。李真得法既不易，哪有顿悟之事？李翁得传后，再研丹经佛旨，其心得体会皆示于《三天易髓》一书中，古云"于是罄其所得，撰成《三天易髓》授诸门人"，则求李翁所得、所炼、所证、所传之功，当于《三天易髓》求之。后世学者推崇的《中和集》及《莹蟾子语录》并非李翁自著，乃李翁及门蔡损庵等所作。尚幸蔡君之名，著中曾多次提及，不是冒名求售者，故此著深合《三天易髓》及《道德会元》之心旨。

《三天易髓》首编即借儒家《易经》之理释三成全套传统功法，尤其是对初成功法指示尤多。如"潜龙勿用，一阳生，宜守静，常存诚，心正定"，乃示调药法之起步。今世之微阳初生，阳物勃兴立即行小周天功，甚或无微阳生亦行小周天功，并自夸速通小周天之法，实不知天仙功法，调药之妙秘，皆妄以"水火煮空铛"而自耗元炁。"见龙在田"示调药功成，狭义玄关现、玄牝出、小药生，"时至神知"之时，此时，先天一炁从太虚中来，采、取当争一息之倾。下文中更重视示人入手功法云："下手立丹基，休将子午推。静中才一动，便是癸生时。"全引刘明庵祖师诗，示人孕、调药之鼎器与小周天之鼎器并不相同。今世不相信天仙功法之初成法中孕、调药功与小周天功的药物、鼎器、火候本不相同者，请研李翁此著。文中"终日乾乾……含章可贞……"示小周功法。"括囊无咎……黄裳元吉……"示采大药功法。"龙战于野……"示过关服食功。至此，初成功法示全。"温养灵胎……玄珠成象……"示中成十月温养道胎功法。下文再重复示三成全功，除反复再示从入手孕、调药至中成的有为功法外（正如紫阳翁云"岂知有作是根基？"）又加全了上成功法；七调神（乳哺之功），八脱胎（还虚圆性），九了当（合道全真）。李翁"广参遍访，获遇至人"，"罄其所得，撰成《三天易髓》授诸门人"之法，本来含三成全功的有序渐法，并非不分层次，不分药物、鼎器、火候，一步到位的速成功法。

再以《中和集》为证。蔡损庵确得李翁真传，其中第二卷"金丹妙诀篇"反复示三成全功为："一、炼精化炁，初关有为，取坎填离。二、炼炁化神，中关，有无交入，乾坤阖辟。三、炼神还虚，上关，无为。"尤其是绘图立象示孕、调药及小周天功之火候，虽不如柳师直示人身之实处，也确实难能可贵了。

顺便指出"中和"主要指狭义玄关，乃孕、调药功成，"先天一炁从太虚之来"，小药生之景证。其时"时至神知"，"阳光一现"，神觉觉故曰"玄关"；亦此同时，神炁和合，蛰龠相依，炁气（呼吸息）同根，相资互用，阖辟机缄自现，橐籥之相自成，此种炁觉觉、息觉觉之相故曰"玄牝"。岂后世之以意念控制口鼻呼吸妄称玄牝之外道哉？今之学者，视玄关、玄牝为二物者，实既不知、更未证玄关、玄牝真景，而妄想杜撰之过，更辜负了古德们的一片良苦慈心。盖众仙原盼后学于此电光火石半息之倾的良机美时，速转大法轮，行片时有为之功，夺一年天地之精华。即刻以二候之功，采先天一炁于虚无之中，接行四候妙用，收此丹头为丹本。吾师有诗示云："片时成六候，一刻会源头。大道从中出，元机莫外求。"旨哉！玄关即玄牝也。

李翁于庚寅年著《道德会元》，后十四年至大德丙午年，此时李已大隐，及门高第蔡损庵始著《中和集》。出书前，应证于杜道坚。杜君作序云：蔡君"勘破凡尘，笃修仙道，得清庵之残膏剩馥，编次成书，题曰中和集"。可知"笃修仙道"且得名师教诲之蔡君，穷超过十四年（《三天易髓》著于《道德会元》前）之岁月，艰苦修证，也只得李之"残膏剩馥"，则真正著述《中和集》的蔡损庵，也绝非一顿法速成得证者可知。

可见李清庵所得、所证、所传，本系三成有序功法之全功，并非一成之学，更非顿证。后世之学者，不知《中和集》中炼最上一乘法之"至士"，即指《修仙辨惑论》中之上士，二者具同等资格，故有此误。

著《三天易髓》之李清庵，著《中和集》之蔡损庵，自己既非顿法成真，且书中明示，由钟、吕首先公开传出的三成全套功法。后世之学者，何必以顿法强加于李清庵？笔者深望尚健在的有很多普及弘道之功而资深有影响的学者，能以弘扬正宗传统功法为重，重审细研以前不实之文，既可自求正果，更可勿误后学，则道功幸甚，亦不负吾喋舌之咎。

（三）黄元吉传渐法，重在传入手孕、调药法

黄元吉翁以鸿儒入道，于清道光（1821年以后）咸丰及光绪年间，两次弘道授徒于四川富顺县乐育堂，并非元代同名同姓净名派之名道士黄元吉。黄翁于光绪十年（1884）自著《道德经注释》传世。及门弟子，集黄翁教导而作《乐育堂语录》，惜未署首次刊印年月。值得一提的是民国八年（1919）四川龙腾剑先生，仰慕黄翁绝学，重刊《乐育堂语录》，虽有弘道之功（刊弘原著，未加妄解，始谓有功），可惜未得黄翁之真传。盖黄翁虽二次授徒二十年，"吾师此山设教十有余年，至今门前桃李，枝枝竟秀……吾师所以云而复来"（《乐育堂语录》，上海古籍出版社，第180页，1990版）。

可叹"吾师此山设教，其得吾真传者，仅有数人。人才之难如此"（同上书，第108页）。可惜龙先生等三人虽好道、求道、弘道，因法会已过，不能亲遇黄翁，亦未能感格遇合得黄翁真传之高弟。故不得黄翁之真传，亦不能有真果证。致使龙先生在"重刊《乐育堂语录》跋"中，妄指清代鸿儒黄元吉翁即元代净名派名道之黄元吉翁。

何以知龙妄而非吾妄，有以下黄翁传世著文为证。

"张祖六十而始抛家访道，七十而得火龙（郑思远真人）授诀。""伍柳示河车功法。……柳真人云：一息去，一息来，息息相依莫徘徊。"朱元育真人清康熙时人，著《悟真篇阐幽》传世。文中，张祖为张三丰，伍仙为伍冲虚真人，柳真人为柳华阳禅师。语录中还大段引用《金仙证论》效验说第七原文"故古云：奇哉！怪哉！玄关频变了，似妇人受胎，呼吸偶然断，身心乐融腮。神炁真混合，万窍千脉开"。此外，黄翁二著中还引有张三丰真人《玄机直讲》与李涵虚真人《道窍谈》之文。若黄翁即元代净名派名道黄元吉，岂可称证道于其后，在元末明初得道之张三丰真人为张祖哉？故知清代得道之黄元吉翁，不但在张三丰、伍祖、朱真人、柳师之后，且在李涵虚真人之后，并得到以上众翁传世丹经之助益。

考李涵虚真人生于清嘉庆丙寅年（1806），大隐于咸丰丙辰年（1856），则黄翁是道光、咸丰间人（1821—1861），故著中引朱真人之语则曰"昔"，而引证首刊于乾隆五十六年，辛亥（1791）年的《金仙证论》之文，勉强可谓之"故古云"。

今有学者只得龙氏三人之传，却以黄门自之嫡传标榜，而实却大叛黄翁二著所传，求狭义玄关之法，自误误人。吾不得已，引证黄翁二著之文，先指出其所依三师、龙氏等三人并非黄门正传，岂有嫡传衣钵之正传，在传承不到三十五年（光绪十年的1884年至民国八年的1919年）内，就不知开宗祖师为何时人之理？岂非咄咄怪事！真崇黄门之学者，万勿受骗，当速求黄

二 金丹正功虽分门派 修持证果皆宗同法

翁示于二著中之天仙真法。

黄翁二著，虽非系统讲授完整功法之书，但著中除多处示有三成全功中各步功法之文外，又于第七十六章注释中，隐示三成全功。"修炼之道，最重玄关一窍，（初成功中，孕、调药法）……然二候采药（采先天一炁小药）……四候行火，（初成法中小周天功）……总之十月怀胎（中成功法），三年乳哺，九年面壁（上层顿法中功），无非先天柔弱之炁，为丹成而仙就耳。"更于第五十一章注释中，指出从起手孕、调药至乳哺还虚的三成全功。

黄翁在第八十章注释中，有一段对顿、渐二法的分析。认为顿法虽有其理，但从古至今，无顿法成功之实例。黄翁自认所传亦是渐法。今摘录如下："若论修道，古有两等修法：有清净而修者，有阴阳而补者。清净而修，即炼虚一著，不必炼精炼气为也（得中成之真证的修士，即真无精无息无炁）。然非上等根器，不能语此。若果根蒂不凡，从此一步做去，都是顺天地自然之道，不似吾师（黄翁）今日之教，尚多作为也。（黄翁自认所传玄关之学，是有作有为之渐法）……但此步（清净而修，炼虚一著顿法）工法，自古神仙，少有从此一步下手者，黄翁亲示，古今皆未见以顿法成真之实例。"

黄翁二著精华是示初成法中，孕、调药求狭义玄关之法，导后学能真正入手入门。不幸的是，有些学者，却把这入手孕、调药之法，误认为全套功法而大加宣扬。黄翁对此等人早有告诫："无奈而今学人，只道守中（求狭义玄关、孕、调药求先天一炁小药）一则，是历代圣人心法。始而守有形之中，继也守无形之中（确系孕、调药求内鼎心印），即可成仙作圣（可惜只能温养下元，颐养天年），岂知守中得药（明示守中求玄关为得先天一炁小药），只算半边学问（还是仅指初成筑基法中的半边学问）……尤要明采、取之法（采小药于一息之倾而封固之。达摩老祖云，二候采摩尼）……以之运行河车不难矣。"（同上书，第129页）又如"故丹经谓之阳生采药，药动河车，皆自然之道。无非气机之大小有不同，而河车之大小亦各别（微阳初生当行调药功；小药生当行小周六候之功；两层功法之鼎器、药物、火候皆不相同）"（同上书，第87页）。又如"所谓片晌龙虎频斗罢，夺得金精一点生。（小药生后，立行采封二候之功）此霎时间事耳。然得之虽易，守之实难。不行子午河车（小周功沐浴升降四候妙用），不用逆施造化，是犹窑头泥瓦，未经火炼，一遇雨来，仍化为泥"（同上书，第104页）。再看"人欲长生（并非成仙，更非还虚合道），除此守中河车二法，行持不辍，别无积精累气（可见系指初成筑基之功）之法焉。虽然，守中之火，只有温温铅鼎；唯河车逆运，则有子午卯酉，或文或武之别（示人即使在初成法中，孕、调药功与小周天功之鼎器、药物、火候，皆不相同）"（同上书，第174页）。

可见，黄翁二著中明示：即使在筑胎神之基的初成法中，以守中求玄关仅"半边学问"，只能求得先天一炁小药作丹头；必须接行河车法即小周天功法的另外"半边学问"，方可实炼小药丹头为丹本内药。后世学者又何必妄以求玄关法取代三成全套功法，妄图速成而自误误人？更何苦强冠黄翁之名，求售外道之学，以假乱真，贻误后学，陷黄翁于不义呢？

更有甚者，今有学者，以得龙氏三人之传为凭，自称黄门嫡传。为售张执阳后天安乐小术，弘张抑黄，再版《道德经注释》于其著中，其所谓解奥，却大悖黄翁原著之旨。更妄称黄翁所传之玄关为色身之山根，上丹田；指明即得，不修而有，知之常存；还自以为公开了不传之秘！徒用《悟真篇》中敲竹鼓琴之名词妄解其旨，还自诩为祖孙二代的发明创造。贪求外援，不知"道"修何物。故自趋旁门还自命清净，吾将另文探究之。

总之，三成全套功法证果，本广成、黄、老一脉所传之正法。首先由钟、吕二老祖公开著文传出。古今得真证者，皆以此法。得证者虽因授徒而派分，但皆传同一正法。

今世以三成法中部分功法，妄图取代全法而求速成顿证之法，皆是不知真法之妄指。例如：初成法中，求狭义玄关法；中成法内，中、后期之"中黄直透法"；上成法中，无为圆性，还虚合道在之顿法；皆是。

究其误妄之因有二：首先以世俗贪求之心求出世之大成，岂能不殆？其次天仙三成正法，传承极严，择徒而授。不得真传者，实不能真知。三成法中，各成之鼎器、药物、火候，亦不相同，而且各步还有法、诀、景、旨、皆鲜为人知。后世有识智之学者，妄解丹经，阐其偏见，而自误误人，古今皆然。如集理学大成之朱子，治学严谨、诚信不欺的学者，近代几希矣！晦翁深悉易理著《周易本义》与《周易启蒙》，因未得丹道真传，却只撰《参同契考翼》而不敢妄注《周易参同契》，贤哉，朱子。只此一念严谨之大善，不误后学，已绾再劫之仙缘。

以上所列历代最有影响的众仙及传世丹经中，最系统、完整传三成全功的理、法、诀、景、旨而有隐语最少者，当推伍祖柳师传世的《伍柳仙宗》。不过为防后学不虔心诚求，得之太易，治于天律而招天咎，文中将功步、火候，心印之秘，散于各章。真修实悟者，应遵柳师之嘱，"必须前后凑合，究竟层次，再求真师印证，免误此生之空修也"。

再申师言：果能坚毅不二，虔心苦研，必能究竟层次，而得三成全法全旨之秘。遵法勤修苦练，真师必应时而至。真传本是师择徒也，吾有颂为证：

> 已向人间留秘诀，未逢一个是知音。
> 玄妙天机俱漏泄，无奈学者不究竟。
> 不解个中颠倒意，反迷管见妄高论。
> 伍柳本申天仙法，妄云繁琐不清净。
> 先天一炁太虚来，小周妙行始丹本。
> 行住规则于程限，知行保尔驻长生。
> 若无初成真果证，不必侈论中上成。
> 若见众经宣同法，天仙功诀得髓心。

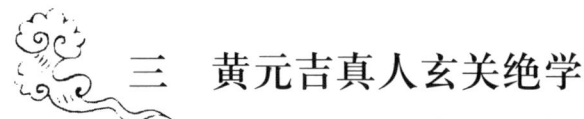

三 黄元吉真人玄关绝学

仍示孕、调药功成景征（一）

黄元吉真人传世三著《道德经讲义》、《乐育堂语录》、《道门要语》，当以《道德经讲义》为主，来研究黄真人之示教。《乐育堂语录》乃及门弟子记述的黄真人讲学内容，是否皆经黄真人亲自校阅认可，不能确定。但至少卷五最后数段语录，记述众弟子送师之记录，乃追记之文，必未经黄真人亲自校阅认可。虽然二著玄关之论，若合符节，但《道德经讲义》既有黄真人署名，又有黄真人自序，又有应受业弟子请求而著（见《受业弟子序》）之印证，当能完全代表黄真人讲学之精义。余今以《道德经讲义》为主，以《乐育堂语录》为辅，诠释黄真人玄关绝学。

天仙正法源于广成、黄、老，至魏伯阳、许逊便有专著传世。后有王玄甫少阳一脉传钟离权，再传吕洞宾、刘海蟾，世人遂分出所谓北、南、东、西各派。然而得道成真众仙，悉皆传承同一天仙正法，并无二法（若传二法，即为离经叛道，欺师背祖之徒，岂能成仙？）。众真传世丹经，为尊奉天戒，不敢明言全法，不敢明言真法：常以初成地仙功法，尤其是其中第一层次及第二层次的人仙功法为主，救度后世真修者入门。常以不同文词、术语，隐示真法之实指。正如北、南、东、西四派中最后成真的西派开山祖师、清嘉庆咸丰时人李涵虚真人于《道窍谈》第四章末所告诫云："一切丹经，三五错综，词虽异而事则同。"李涵虚真人传世丹经，所用文词、术语最多；故以此告诫后人，不要被表面文词、术语所囿，应了解其内所实指之功法。

黄元吉真人所示之玄关（玄牝），即天仙正法入手入门，孕、调药功成，求得先天一炁时之景征。得孕药功成之景征示微阳生，得调药功成之景征示小药生，以后当立即行小周天河车功。微阳生即情来精至，元炁由与神静合为一，刚刚突动，判分神、炁为二，元炁化元精之时。《参同契》喻为月出庚方、九一潜龙勿用，黄真人称之为"阳生"。经调药功成而得小药生，即先天一炁从太虚中来，黄真人称为"药产"，《阴符经》称为"盗机"，《参同契》喻为月望（十五乾体就），九二见龙在田，利见大人。钟、吕称为勒阳关、先天一炁，张紫阳称白虎首经，伍冲虚称小药、外药。

自古以来，天仙功法孕药以后必经调药之功，使孕药功所得之嫩炁、阴精，能转化成刚刚圆满不老不嫩可用于行小周天河车功之元精（动炁）。若不经调药之功，径行小周天，则炁嫩无用而成幻丹；若调药功成景现，不立即行小周天，则炁老无用，即金逢望远不堪尝，虽行小周天，亦不能成内药，只能温养下元。孕药功成，微阳生之景征称为初玄关（炁足）；调药功成，小药生之景征称为正玄关（神全），二者皆可称玄关。其名之来源最早见于《道德经》第一章。"常无欲，以观其妙；常有欲，以观其窍；此二者同出而异名，同谓之玄。玄之又玄，众妙之门。"以下引黄真人之示：

"学人下手之初，别无他术，唯有一心端坐，万念悉捐，垂帘观照。心之下、肾之上，仿佛有个虚无窟子。神神相照，息息常归，任其一往一来，但以神炁两者凝住中宫为主。不顷刻间，神炁打成一片矣。于是听其混混沌沌，不起一明觉心，久之恍恍惚惚，入于无何有之乡焉。斯时也，不知神之入炁，炁之归神，混然一无人无我，何地何天景象，而又非昏聩也。……于无知无觉之际，忽然一觉而动，即太极开基。须知此一觉中，自自然然，不由感附，才是我本来真觉。道家谓之玄关妙窍（微阳生之初玄关），只在一呼一吸之间。……但此一觉，犹如电光石火，当前则是，转眼即非，所争只毫厘间耳。"（《道德经讲义·乐育堂语录》，第17页，宗教文化出版社，2003版）又示："至于修炼始基，古云'精生（微阳生，初玄关显像时）有调药火候，药产（正玄关显像时）有采取（行小周天河车功）之候。'……始教人致虚养静，从无知觉时，寻有知觉处。《易》曰'寂然不动，感而遂通'是也。……所谓'玄关一动（示微阳生之初玄关），太极开基'也。（以下隐示调药口诀），自此凝神入虚，合气入漠，冥心内照，观其一呼一吸之气息开阖往来，升降上下，收回中宫，沐浴温养。少顷杳冥之际，忽焉一念规中起，一炁（先天一炁）从虚无中来，即精生炁也（得小药、外药、先天一炁之正玄关）。……是炁原天地人物生生之本也。得之则生，失之则亡。……古仙喻之曰药，以能医老病、养仙婴也，故曰'延命酒、返魂浆'，又曰'真人长生根'，诚为人世至宝，古人谓万两黄金换不得一丝半忽也。……吾点功至此一诀，诚万金难得。"

仍示孕、调药功成景征（二）

又示："修行人但将万缘放下，静养片时，观照此窍（下丹田炁穴）……虚极静笃之中，神机动焉，无象者有象（指玄关显像之景征），此离己之性光，木火浮动之象，即微阳生（初玄关景征显像）时也。……其中阳物动焉，此离光初交于坎宫者。其时气机微弱，无可采取。唯有二候采牟尼（即调药功）法，但此一觉犹如电光石火，当前则是，转眼即非，调度阴跷之气，相会于炁穴之中，调度采取为一候，归炉温养为一候。依法行持，不片晌间……此神炁交而坎离之精（小药、外药）生矣。……其中大有信（即玄关显像景征）在。……不可指名者也。"（同上书，第56页）

黄真人《道德经讲义》首章之注，即隐示了求初玄关、微阳生的孕药口诀。第四十三章后注及第二十一章后注，又隐示了"微阳生"时之调药口诀。按口诀行功，孕药功成即有微阳生初玄关之景征。见之速行调药之功，调药功成便有"小药生"、正玄关之景征。见之当于一息之顷，速行河车小周天功，化小药、外药为内药、大药。黄翁又于第二十二章后注示："其静而发端也，不由感触，忽然而觉，觉即曲也；其动而显像也，偶然感乎，突焉而动，动即曲也。要皆从无知无觉时，炁机自动，动而忽觉，此乃真动真觉。但其机甚微（炁嫩难为药，必调至不老不嫩，方为合用之小药），为时最速，稍转一念，易一息，即属后天，不可为人物生生之本，亦不可为炼丹之根。……古人喻为电光石火。"（同上书，第59页）

孕药功成，真机自动突觉，情来精生，得微阳生、玄关初现之景征，当立即行调药功。若不立刻行调药功，则此情来精至将迅即化为后天之人情淫精，其凶如出林猛虎，消耗人物之神炁，淫心、淫机难制也。调药功成景现，亦当于一息之倾转小周天河车功，以得到所"盗"取的先天一炁。否则反被天盗夺人之神炁。

总之，黄元吉真人所示玄关，可以归纳为以下四个要点：

1. 玄关是孕、调药功成之景征，玄关并非功法。有求初玄关显像之孕药功法，与求正玄关显像之调药功法。但术语玄关仅仅是孕、调药功成显像之景征，而非指功法。

2. 玄关仅存于一息之倾，不能长存。黄翁以"电光石火"喻之，实指神炁由虚静纯一，刚刚动判为二，太极开基之一息以内。此时先天一炁从虚无中来。既知玄关只存于一息之倾，则足证玄关只能是功成之景征，而非指功法了。

3. 用玄关术语，警示真修者，当于此刹那间，速转下步功法，以"盗"取此天地之生"机"，以实受用此先天一炁。

4. 求玄关法仅仅是天仙正法入手孕、调药之法，目的是求取先天一炁，作为炼丹之本。远非修真之全法，更非能取代三成全功的无上大法。仅仅为入手入门之法，即初成地仙功法中第一层次二步功法中的第一步、第二步功法。先天一炁又称小药、外药（因其具有生后由炁穴向阳关外泄之本能，故名外药。作者注），经行河车小周天功后，称为大药（分子）、内药（已炼化其向外出阳关之本性，仅微微内动于炁穴，故名内药。作者注）。现分别引黄翁之文证之。首先引证黄翁示玄关仅存于一息之倾的部分著文如下：

"邵子云：'冬至子之半，天根理极微，一阳初动处，万物始生时。'此即天理来复，古人喻为活子时也。……但其机甚微，其炁甚速，当前即是，转念即非，不啻石火电光，俄顷间事耳。"（同上书，第46～47页）又示："要皆从无知无觉时，炁机自动，动而忽觉，此乃真动真觉。但其机甚微，为时最速，稍转一念，易一息，即属后天，不可为人物生生之本，亦不可为炼丹之根。……古人喻为电光石火。"（同上书，第59页）又示："于此定静之中，忽觉一缕热气……不由感触，自然发生，斯乃玄关兆象，太极开基也。……略先一息则真机未现，采之无益；略后一息，则凡念已起，采之又多夹杂，不堪为我炼丹大药。"（同上书，第86页）又示："总之，此窍（玄关窍）只此一息之倾，以前不是，以后不是。"（同上书，第221页）又示："此个一觉（即玄关显像）在何时寻？务于至阴（即入静虚）之中，恍恍惚惚时，了无知觉，忽然有此知觉。……静时固非，动时亦非，其机在静极而动之初，其间只一息耳。"（同上书，第290页）又示："尔生果于入定时凭空一觉（即玄关显像）即是我本来真面。……以前不是，以后不是，露处只在一息。一息之后，不复见焉。"（同上书，第308页）

以上皆示玄关仅仅突现于一息之内。一息之内岂能成为功法？只能是功成之景征。持玄关为功法者，误矣！

黄翁示玄关仅仅是入手孕、调药法，目的是求取先天一炁、小药、外药，为行河车、小周天功之药物。二著中论述很多，现引部分著文如下：

"下手之初，不可不得其根本。根本为何？即玄关窍也。夫修真炼道非止一端（示有三成功法），岂区区（仅人仙功法中第一层次的第一、第二步功法，仅幼儿园之学而已。故曰区区，示不足道也）玄关妙窍可尽其蕴哉。"（同上书，第46页）又示："学人得此阳生，只算一边（仅人仙功中之一边工夫，还有另一边河车、小周天工夫）工夫，安望结胎成圣？唯将此阳炁引之上升，复合周身之阴精，更与泥丸绛宫之神髓灵液交合为一（隐示河车、小周天功）……才可还丹。"（同上书，第151页）又示："至于修炼始基，古云'精生'（微阳生之初玄关）有调药之候，药产（小药生之正玄关）有采取（指行河车、小周天功升、降、沐浴四候）之候。"（同上书，第104～105页）又示："无奈而今学人，只道守中（求玄关法）一则，是历代圣人心法，始而守有形之中（外鼎下丹田），继也守无形之中（内鼎神炁和合），即可成真作圣。岂知守中得药（正玄关显征显像）只算得半边（仅人仙功中之半边学问）学问。……尤要明采取（采微阳生，调药功法，调至不老不嫩）之法，药嫩不生，药老炁散，此中须得一苗新药之生，采之取之（至得小药生、正玄关显像之景征），以之运行河车（人仙功的另外半边学问小周天功）不难矣。"（同上书，第321页）又示："人欲长生，除此守中（孕，调药求初玄关、正玄关二候之功）、河车（小周天四候功）二法（一个完整的人仙功法，即长生不老法），行持不辍，别无积精累炁之法焉。虽然守中之火，只有温温铅鼎，唯河车逆运（还精补脑）则有子午卯酉（升、降、沐浴四候妙用），或武或文之别。"（同上书，第360页）又示："既知采药（求玄关显象，得先天一炁之孕、调药法），尤要明得炼丹（河车、小周天功法），知得服食（至此，初成地仙功法始全，始能实证长生，一得永得）。采药（即调药功）是阳生（指微阳生，情来精至的初玄关）时前，是二候采牟尼（达摩祖师所示），前行短（吕祖所示。其鼎器、药物、火候，与小周天功法比，绝不相同）法；炼丹（行河车、小周天功）是阳壮（小药、外药生之正玄关显像，先天一炁从虚无中来之活子时）时事，行子午卯酉（达摩云四候有妙用之河车、小周天功）四正之功；服食（含采大药功，五龙捧圣过三关功，服食大药功三步）之时，是药炁收归炉（指黄庭，非炁穴。已移炉换鼎，超出欲界）内，慢慢温养。"（同上书，第377页）又云："故丹经谓之，'阳生（指孕药功成，微阳生，初玄关显像）采取（即行调药功），药动（调药功成，小药生、外药生时之正玄关显像）河车，皆自然之道'。"（同上书，第284页）又示："炁既动，阳即生（调药功成，正玄关显像），又当知子进阳火，午退阴符，卯酉沐浴（示河车、小周天功法四候妙用）诸法……此河车一法有无穷妙义。"（同上书，第168页）

以上所录八节，皆黄元吉真人示孕、调药功成，小药、外药生，玄关景征显像后，要立即行河车、小周天功；化小药、外药，为大药、内药。如果不接行小周天功，轻者，空废以前的孕、调药功；重者，元精顺化为淫精，反耗折修者之神炁。黄翁于《道德经》最后第八十一章注后做总结时示："学者修真……既得元炁来归（调药功成，正玄关景征显像），氤氲活泼，婉转悠扬，如活龙动转，十分爽健。此元炁之充壮，可以运行河车（小周天功）矣。苟炁机大动，不行河车，化精为炁（化外药为内药，化元精为元炁），化炁为神之功，仍然凝聚丹鼎，奈未经火化，阴精难固，不能长留于后天鼎（炁穴）中，一霎时凡火一起，必动淫根，生淫事而倾矣。即或强制死守，不使他动，奈后天精炁皆属纯阴，未经煅炼，不强制他必泄，即强制他亦必泄也。夫以此诀（指河车、小周功法）一行，即可以夺天地鬼神之权，参造化阴阳之法，而自主自夺，我命由我不由天矣。实为长生不老之仙（人仙功法即长生不老功法），所谓'阎罗老子奈我何'者，此也。所以不许匪人得门而入，使天神，无善恶报应之权。尔生属知道者，谅亦深明厥旨。切须隐口闭舌（无比珍贵慎密，只传有德有缘者），莫妄泄天机密钥可也。"（同上书，第187~188页）又示："夫以药生（玄关显像）不进火（不行河车小周功），止于冲举下元，壮暖肾气而已。"（同上书，第297页）又示："所谓'片晌虎龙频斗罢（行调药功），夺得金精一点生'（正玄关显像），此霎时间事耳。然得之虽易，守之实难。不行子午河车（小周天功），不用逆施造化，是犹窑头泥瓦未经火炼，一遇雨来，仍化为泥。其必速采此一点阳炁，以之上升泥丸，配合阴精（示河车、小周功），然后，飞者不飞，走者不走，合成一块紫金霜，不怕历遭磨折，且愈炼愈坚也。"（同上书，第299页）又示："吾见生等河车之路已通，此时不用河车流通一身，灌溉丹田，势必精盈炁满，有倾倒之危。"（同上书，第319页）

由上所引黄元吉真人部分著文，可知玄关之实指为：玄关是孕、调药功成，求得先天一炁时之景征。仅存于一身之倾，黄真人以"电光石火"之迅急，警醒真修者，速转河车、小周功；将此先天一炁、小药、外药、元精动炁，转化为元炁、大药、内药、元炁静炁，而得长生不老人仙果证。

仍示孕、调药功成景征（三）

黄元吉真人是晚清道光、咸丰时，承传天仙正法已证神仙果证之前辈仙真。尚未行还虚之功，留尘世救度有缘之人，以了大事因缘。黄翁传世著文，悉合天仙正法，悉遵三成全功。《道门语要》已按顺序指示得明明白白，《道德经讲义·乐育堂语录》也有很多处提到三成功法，尤其第八十章后注，大段记述黄真人所学、所修、所传为天仙正法之三成渐法。故曰："不似吾师（黄翁自称）今日之教，尚多作为也。"（同上书，第183～185页）但是二者皆非系统讲述三成全功之著作，皆为对从学数千人之讲学，能公开普度讲述者，天仙正法之理、法也。而最重要最关键的，遵行之即能得果证之口诀及景、旨，岂能著文普度明示哉？黄真人既承传天仙正法，岂敢违天仙门戒律！岂能度从学数千人入门！黄翁自云："其得吾真传者，仅有数人。"（同上书，第309页）此数人因具慧根仙缘，此生有德行操守，故能知仙音而得到教外别传,方能真得入手孕、调药求玄关功法而入天仙之门。

上文余仅以四点,示黄真人玄关之实指,亦并未示求玄关的入手孕药功法四句口诀,及调药功法四句口诀。并指出:黄真人于第一章注中,即隐示全了天仙功法入手入门,求初玄关的孕药炼己功法的四句口诀。第四十二章后注及第二十一章后注隐示了求正玄关调药功法之口诀。本文皆率先摘出。修习者当反复仔细参悟,逢真师传四句真口诀时,自有印证。须知,能真实入手入门,方有后修之望;否则只是侈谈奢望,有何益于真修哉!下面谨以当代丹功学者误解黄著,阻断自己及其后之真修实悟者入门得果证之三个关键处,述之如下:

1. 当代丹功学者,不知道孕药功成,情来精至,玄关初现后,此时炁嫩力微,不堪为用。必要以调药之功,调至不老不嫩,方为可用之小药、外药、先天一炁、活子时,方可行小周天河车功。黄翁于第四十三章后注示"古云'精生有调药之候'"。考证"调药"术语,首见于伍冲虚真人二著中,伍真人本想于二著中直示调药功法,惜未得祖师允许(事详见答伍太初第六问)。不得已透出孕药后必须调药之消息,并于《天仙正理》中,隐示出调药法四句口诀。直到一百五十九年后,柳华阳禅师,方于《后危险说》中,公开示全了天仙正法的入手入门的孕药功法及调药功法。世上丹经才有了孕药、调药之名词术语。二法并非伍、柳自创,实本承传千载之天仙正法,源于《道德经》第一章"常无欲,以观其妙;常有欲,以观其窍;此两者同出而异名。同谓之玄,玄之又玄,众妙之门。"《参同契》之《药生象月章第八》云"三日出为爽"示初玄关也。"十五乾体就"示正玄关也。"蟾蜍视卦节,兔者吐生光。"故我天仙正法得道众仙,常以"蟾光"示小药生,先天一炁从虚无中来时正玄关之景征。故调药功又称簇月功。钟、吕二祖又称勒阳关。但众真为尊奉天戒,不能明示于著,指明:生于清真虚无之药,要分老、嫩,要弃老、嫩,用不老不嫩。直到柳真人时,机缘时至,为纠正世俗盲师对古法之乱指，救度真修者入仙佛正法之门，方开禁于《后危险说》中，公开明示孕、调药功之理法。

2. 天仙正法，各步功法皆有鼎器、药物、火候。鼎器有外鼎、内鼎。内鼎指不同功步中，神炁和合中，互为鼎器，交相互用混融合一之妙。外鼎器就是三田，即神、炁、精之本根处。孕、调药功中之外鼎器，就是下丹田之炁穴。不讲外鼎器，三宝和合，转化升华无处所，绝无果证。鼎器错了，不于其本根处行三宝和合，转化升华之功，乃缘木求鱼，亦绝无果证。黄翁示孕、调药求玄关显像之外鼎器，有独自之术语名词，称为"海底"、"鬼窟盗宝"、"黑山求铅"。现引黄翁数条著文如下：

"由至阴而取至阳，所谓'盗机'者此也。人能于黑山窟取阳，鬼窝里盗宝，即是盗生机于杀机之内……用一度功，自有一度之进益。"（同上书，第88页）又示："若炼命则有为有作，倘非从下处做起，贱处炼来，药犹难得，何况金丹？下即下丹田也……古人谓'阴中求阳，鬼窟盗宝'洵不诬也。"（同上书，第95页）又示："吾想打坐之顷，其始阳炁沉于海底。"（同上书，第134页）又示："大国喻元神也，下流喻以神光下照丹田，而阴精亦下（三个下字，非中，非上）流入丹田……此个丹田即玄关（炁穴）也。"（同上书，第145页）又示："即佛所云'我于五浊恶世（下丹田才是恶浊之处，非泥丸、绛宫），修行而得成道果'是。又古谓'鬼窟中盗宝，黑山下求铅，是。"（同上书，第168页）又最前面所引首章注示："学人下手之初……垂帘观照心之下肾之上，仿佛有个虚无窟子（指明下丹田）……"（同上书，第17页）

今之以黄真人求玄关绝学，不要外鼎器者，或指黄翁玄关外鼎器在上丹田两眉间者，是公然妄诬黄翁之示教。违背天仙正法入手之修，必无果证，亦必难入门。真修者警醒之，是尔自己福缘。

3. 天仙正法，入手入门之功最秘。入手孕药首步功法，便要在先天中行功，为无中生有之玄妙法。以后步步升华转化悉皆在先天中行之。紫阳仙翁云："见之不可用，用之不可见。"余不惜罪过，冒遭饶舌一句：不入静得不到，不入虚得不全。静者太极，虚者无极也。可悯世俗丹功学者，不识此功理，又未得真师口诀，误解了黄翁第三十四章后注中"此即炼精化炁"、"所谓神生炁"、"所谓炁生神"、"此三件功夫，一时可行可到"之语。以为一时片刻间，即可行完三成全功；不必逐步、逐层、逐成去修证三成全功；而创出所谓玄关绝学，可代替三成全功之"顿法"。可惜他们未细研此段后面之文字。其后文又云："再加归炉功法，然后合乎天地盈虚消息，与一年春夏秋冬气象，如此始完全一周。"（示河车、小周天功法。作者注）又明示："此河车之路自然而通。"由此段注文全文可知：其前所言"炼精化炁"、"神生炁"、"炁生神"、"此三件功夫"只不过讲的是行小周天、河车功前的功夫，为行河车、小周天功做准备而已，即为孕、调药求玄关求取先天一炁、小药、外药之功；也示孕药功、调药功，每步功行功中，要注重自然冲和，且都应达到静虚还先天的境界，并非讲孕药功、调药功就真能一步到位，修证到由凡夫至天仙、第十一地等觉佛之还虚地位。试问：既已还虚证性，还何修之有？更哪里还会再行有作有为的河车、小周天功夫？又吕老祖诗云"自在河车几百遭"。欲证地仙初果，河车、小周天功都要靠三百个得内药小周天之功之积累。侈谈顿法，奢望一时片刻就能达还虚实证者，是否太轻视仙佛正法了。真修者，请自深研黄翁第三十四章后段注文"今特详下手之功……此河车之路自然而通，我不过顺其所通而略为引之足矣"。（同上书，第83～85页）万勿坠于所谓玄关为无上大法，能代三成全法，能速证成真的"顿法"妄误之中，阻断自己入天仙正法之门。

天仙正法是最严密最快速成真之修法，成就只在一两年间。陈泥丸真人的《翠虚吟》已明示出。但先决条件是，修者必须真知入手孕药四句口诀，并能在三十分钟内，都达到其标准。李涵虚真人修孕药炼己即"学钻杳冥七八年，然后稍有把柄"。（见李著《收心法杂谈》第二段）即七八年只能达到孕药炼己口诀之初步标准，不能保证三十分钟内都达标。

要之：黄真人玄关术语之实指，为取得先天一炁、白虎首经之景征。只存于一息之倾时，并非指修炼功法。求玄关之法，即天仙正法中，入手首步孕药炼己，求微阳生、情来精至初玄关之法，黄真人称为"阳生"；第二步调药求小药、外药、先天一炁，正玄关显像之法，黄翁称为"药产"。古仙谓之蟾光、活子时、阳光一现。见此景征，即当速转河车、小周功。玄关又称玄牝，玄关实指神觉、觉之景征；玄牝实指炁觉、觉，息觉、觉，气、炁同根，相关互用，橐籥之相自现，阖辟机缄自成之景征。神炁相禽互蛰，互感潜通。玄关、玄牝同时显像，皆示先天一炁从虚无中来之景征。

求玄关现象的孕、调药四句口诀，必待真师口传，不允许直示于书，书中只能隐示口诀。前引黄翁第一章注、第四十三章后注、第二十一章后注，皆已隐示。又李涵虚真人《收心法下手工夫》第一、二段文，亦皆隐示全了孕药四句口诀。尤其是柳华阳真人于《后危险说》中，不但隐示全了孕、调药口诀，并将功理亦阐释透彻。

孕药功成、初玄关显像之景征，调药功成、正玄关显像之景征，具体实指的是什么？佛经、丹经中只鳞片爪，稍有提及，但均不敢于一处全部明示。此既受到戒律限制，更重要的是入手之时，大多数修者炼己不纯，第六识常狼子野心，既干扰修者真入静虚，更易以真师所示之景征，为先入之见，播弄于并未达真正景征之修者，做虚妄的第六识之游戏。故必待修者于座中有感后，印证于传口诀之真师，方为真证。余见丹经中，所述景征最多者，唯《金仙证论》一书。黄翁二著中亦多所引用。自《天仙正理》问世后，丹经中常以"阳光一现"隐示神觉、觉之正玄关景征。惜世人鲜有知其实指者。

黄元吉真人为清代道光、咸丰年间，承传天仙正法之得道仙真，并非元代同名的净明派高道。故黄翁于二著中，称元末明初之张三丰真人为张祖。见"张祖六十而始弃家访道，七十而得火龙（郑思远真人）授诀"（同上书，第214页），称清代著《悟真篇阐幽》之朱元育真人为"昔朱元育云……"（同上书，第151页）；称明末伍冲虚真人为伍仙，如"伍仙示河车功法……"（同上书，第29页）；称清代柳华阳真人为柳真人，如"柳真人云……"（同上书，第307页）；并于二著中，多处引用四位真人传世之著，尤其成段引用了柳华阳真人《金仙证论中·效验说第七》原文，如"故古云'奇哉！怪哉！玄关顿变了，似妇人受胎。呼吸偶然断，身心乐容腮。神炁真混合，万窍千脉开'"（同上书，第280页）。

按：只有出生于后代之人，方会称生于其前代之人为祖、为昔，才能引用生于其前之人的著作。故著《道德经讲义》等三著之黄元吉真人，乃清代晚期道光、咸丰间人，确证无疑。此外，得天仙正法并已修证成仙之真人，虽为救度有缘之人，了其大事因缘而未还虚驻世，但天仙门戒律不允许，出世真仙也不会惊世骇俗公然再现于尘世，著书立说，广开普度之门。

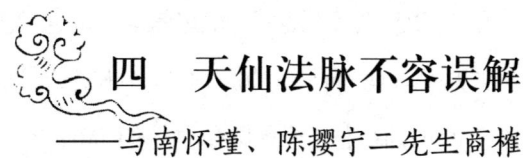

四　天仙法脉不容误解
——与南怀瑾、陈撄宁二先生商榷

南怀瑾先生是海内外享有盛誉的学者，学识渊博，著作丰富，诚为才高八斗、学富五车之大师。讲解儒、释、道三教经典头头是道，也是余启蒙老师之一。闻道有先后，术业有专攻，余不敏，只能专研仙、佛性命之学，幸少有所得。因读《南怀瑾选集》第四卷（复旦大学出版社）有感，于求长生不死、修仙证道问题，谨向南怀瑾先生讨教。

（一）仙佛正法传承宗绪

真立大志，求仙、佛证道者，必先知正旁、正邪之分，绝不能兼求并学。余所闻、所求正宗、正统、正法者，仙宗为天仙法脉，佛宗为"拈花微笑"一脉。

仙宗天仙法脉有证可查者，源于广成子、黄帝、老子，传少阳主脉于王玄甫、传钟离权、传吕洞宾与刘海蟾，再传王重阳、张紫阳，王重阳再传北七真、张紫阳再传南五祖，世俗学者所妄分之北、南二派，后更妄分出东派陆潜虚、西派李涵虚。今更有学者妄分出隐仙派，更妄传出以"顿法"成真的所谓至高无上的"中派"。佛宗"拈花微笑"一脉，源于灵山说法大会上释迦世尊出而传法时，只"拈花"、不发话；万众听经求法者，悉皆茫然无措，唯独迦叶"微笑"得法；世尊遂曰："吾有正法眼藏，涅槃妙心，实相无相，微妙法门，不立文字，教外别传，给付摩诃迦叶。"迦叶遂为初祖，传阿难、再传商那和修……经廿八传至达摩（达摩亦为中国禅宗初祖），五传至弘忍、六传至惠能而止衣钵，世人称惠能所传为禅宗。

现以仙宗而论，世人所妄分的各派上列众仙祖，皆是承传同一天仙正法。所承同一法，所证同一法，所传亦同一法也，皆有传世丹经为证。众仙祖遵奉天戒，传世丹经，不敢全言、不敢明言，皆以不同的喻言隐语，示三成真功法的一部分，但绝无违背天仙正法之著述。世人因不闻、不知正法，遂因其阐述同一真正功法的喻言隐语之不同，而妄分各派。余今以二事，引证吾言之不虚。

首先，先生言："修炼神仙丹道学派，从宋、元以后，如万派朝宗一样，都归元宗奉吕纯阳为祖师。"（《南怀瑾选集》第四卷，第269页，复旦大学出版社，2003版）诚如先生所言，各派众祖既皆尊奉吕祖为祖师（刘海蟾亦钟、吕同度）；试问：得道仙祖中，若有一祖所留传世丹经，不符合吕祖所传天仙正法，那就是叛正趋邪、自甘堕落、标新立异、欺师背祖，此等违世德、背天德之人，能成仙得道乎？另一例证：世俗学者，因多不闻、不知正法，常以世俗观念，妄解众真传世丹经。同一部丹经，不同人因其学识见解不同，阐述常大异，甚或相反。例如：

先生认为："以张紫阳为主的，称为南宗丹法。含有单修性命，与性命双修，乃至男女夫妇合籍双修的法派。北派，当然以元初邱长春的全真道为主，主张清净专修的丹法。西派以李涵虚为主，认为直接传承吕纯阳的丹法，是属于性命双修的单修派。东派以陆潜虚为主，也认为是直接承传吕纯阳的嫡传口诀，是属于男女合籍的双修派。"（同上书，第269页）

余之另一位启蒙老师园顿子陈撄宁却曰："北派功夫重在清净……南派口诀，重在阴阳……同一讲道文章，陆（潜虚）作则精醇，而李（涵虚）作则复杂。同一人元丹法，陆说则简易，而李说则繁难。"（见《道窍谈读者须知论·彼家》。又，文中（潜虚、涵虚）为余所加注，以便于读者阅读）

南、陈二师仅对北派认识较一致，皆认为清净之法，偏于修性。对南宗：陈师指为"重在阴阳"男女双修，而南先生指为全能的"含有单修性命，与性命双修，乃至男女夫妇合籍双修的法脉"功法；可见南、陈二师之识、之指是大有差异不同的。对东西两派：陈师指为陆潜虚之东派是"人元"中的清净派，李涵虚之西派为"人元"中的男女双修派；而南先生却指为"西派以李涵虚为主……是属于性命双修的单修派。东派以陆潜虚为主……是属于男女合籍的双修派"，与陈师所指的东、西派修法完全相反。

二位启蒙老师，皆为近代顶尖的内丹学巨匠、宗师，对现存于世的四派丹功著作，尚有如此不同，乃至相反的认识，则世俗其他学者，见仁见智的妄言妄论，更当难免。可怜求真修实悟者，当从何悟入哉！

余未闻真正天仙正法前，研学至此，顿生迷惑（依世俗常理，对同一事物，有相反的认识者不可能二者全对；必有一认识为非，甚至二种认识皆非。作者注），不知南、陈二师之论孰是孰非，抑或二师皆非，因而无所适从。余有幸闻正法后，始知南、陈二师被众仙真著文的表面言辞所愚而不知著文所示功法的实指，故南、陈二师的高论，皆妄、皆非。

以上二例可证：天仙法脉众仙真，皆以同一天仙功法修炼证果，各传世丹经著文所实指者，皆同一天仙正法。仅表述方法各异，并皆未示全部功法，又隐显程度各异而已。

今再重申：三成全功，绝不许躐等而求。否则，不能求得纯阳真炁金丹作基，就无佛宗上修菩萨、佛阶的金莲宝座，就难安神入定、得大定出阳神，绝不可能成仙作佛而证性入虚。

（二）何谓精气神？

南先生示教曰："经常有人来问'精''气''神'这三个名词的明确定

义是什么？……我就引用宇宙物理的'光''热''力'来作比方。'精'是生命的'热'，'气'是'力'，'神'便是'光'。人生的生命，如果失去了'光''热''力'的功能，那便是死亡的象征。"（同上书，第601页）"如果以'光''热''力'的道理来讲，'热'和'力'都是由于'光'的功能所产生。以此类推，'精'和'气'的确也是由'神'而有。"（同上书，第601页）南先生示教为神生气与精。尤其是，不仅示名词术语，乃至散于各处所示行功功法，悉以后天生化之物（包括脏器、气血、色身反应）及物理现象进行阐释。然而天仙绝学，从入手第一步起，便全在先天中行功，岂是以俗世浅薄的后天之理所能管窥！

（存诚子注：师尊静虚子先生，对丹道、丹功理法比较较真，以正视听，以免贻误后学。南老则为了使当代人对传统养生理法容易接受，而广开方便之门，故而尽量借用现代神经生理学、神经内分泌学和物理学概念，来进行方便介说，亦无可厚非。二老可谓殊途同归，故我们对上述争论不必论其是非，应该精研他们所讨论问题的内容、方法与实质，以开阔视野。）

余所闻天仙功法的理、法、诀、景、旨，实与南先生所指大不相同。天仙正法只讲性命，即神、炁，在已出人胎成人的色身中，神、炁两分而不能合一，必须用真正的天仙功法（绝非世俗所妄猜臆想之各种方法），才能假造合一之先天，而逆修返还至神炁真正合一之先天，成唯一之阳神——成神仙，证佛果。所以，凡人色身中，神是神、炁是炁，绝不会神含炁含精；如先生所谓"精和气的确也是由神而有"，凡人神、气是二非一，各自独立。

此外，天仙功理认为：气（呼吸气）、精皆含于炁中。由炁之动而发散，以供人日常生活之需用，而为呼吸气，乃至性生活的淫精。即炁静则为元炁，炁动则化为呼吸气，化为元精，起淫念则化淫精。总之是炁含精，而非南先生所指神含精。

何谓"神"？南先生著中引用的"神无方，易无体"、"阴阳不测之谓神"二句引文并非先生之认知，先生所指者"神便是光"，光乃后天所见者，乃有"方"、乃"可测"之后天物理现象，岂是神焉？即此已知先生所指"神便是光"之妄、之非。

南先生二句引语皆出自《易经》。《易经》隐藏了儒家证性于无极之理法，与佛宗"拈花微笑"一脉相同，与天仙法脉同。

何谓"神无方"？已证阳神，成能超阴阳之外的纯一之神，天地劫坏，这个不坏，故曰无方，即佛宗所云："言语道断，心行处灭。"已无法表述。

何谓"阴阳不测"？已证阳神，已无阴阳、神炁、性命之别，二者已合而为一纯阳之神，已超出阴阳之外、之上，已证出色界之大定，阴阳岂能测之！不仅"阴阳不测"，还能由"妙观察智"任意颠倒阴阳，由"成所作智"为所欲为，由"平等性智"而绝不胡为，由"大圆镜智"按"因果"规则救世。但是，未到出阳神，并乳哺到老成，真能于七七四十九日，绝对无一次呼吸，亦无一次闪念，则为未复性之阴神，犹有退堕之可能。可不谨乎！

何谓"阴神"？即佛宗谓之阿赖耶识之第八识、种子识。南先生另一大作《楞伽经注释》中，首先便引用了唐三藏玄奘法师的八识规矩颂。颂曰："受身持种根身器，去后来先作主公。"他才是人及有情众生之主人公。他才是神！第六识算什么？区区供其驱使，播弄色身之狡仆而已。先生今日之示教，怎么把他忘了，而倒退到被第六识播弄操纵，于后天色身中去觅阴神呢？可见先生今日"神便是光"之说，谬矣！去仙佛正法远矣！

己、意、神、性，实为一物之四指，四种不同之称谓而已。修者得证阳神方能见性，其后可臻天仙还虚至极，亦从八地佛修证至九地、十地、十一地等觉佛。凡人无修者，其神即阴神第八识、种子识也。由其统率七识及一切。意者，第六识也。波动不停，攀援不息，猴性十足，永无休止。己者，第七识、末那识也。比较、鉴别，恒思己利，自私自利之极；故曰己也。六祖惠能曰："心是地，性是王。王居心地上，王在身心在，王去身心坏。"景岑禅师曰："学道之人不识真，只为从前认识神，无始劫来生死本，痴人呼着本来人。"皆示由第八识、种子识，记录人之行、识，依之按因果律操纵人之其余七识及色身，了其因果，操纵人之生死转劫。

阴神即人与有情众生之神也。岂有他哉！

何谓"长生不老"？南先生立题曰："长生不老却有可能。"使人无比想往奋进。后之行文却曰："所谓长生，就是'祛病延年'的引申"（同上书，第508页），"所谓不死，不是指肉体生命的常在，它是指精神生命的永恒"（同上书，第509页）。先生所谓之长生，不过是减免痛苦，少延色身，不能免死而真能得色身长存，则"长生不老却有可能"的命题乃欺人之谈了。……但世上确有永葆色身长存之仙方妙法，藏于丹经、佛经中。

天仙三成全功初成得地仙之果证（佛宗之阿罗汉果同此），便能实证长生不死而使肉体色身长存，并筑成胎神之基础，以供上求中成之神仙，更上成求天仙。不仅地仙果证可实证长生不死，一得永得，不烦再修求不死，而且只要能真修小周天功，会求元炁内药，便可勉为长生，可得长生不死：使肉体色身长存。

何谓"勉为长生"？即要常行小周天功，求取元炁，以补色身因日常所需所消耗的元炁，使元炁不会耗尽；有元炁便有呼吸，故能保阿赖耶识有存住之所，故而不死。

如何能证明世上确有长生不老之事？

有以下二事可证：五祖、六祖及不少得"教外别传"的佛宗高僧大德，因宗教信仰，宗释迦世尊示寂（此皆因佛祖前二次示寂时，众徒未诚心挽留之过），故必当效之示寂于世。然示寂后，不做任何物理化学处理，能肉身长存不朽，即示其已实证了阿罗汉果。若其不因宗教信仰示寂，其便可肉身不死，永葆色身。其二，天仙法脉成仙众真，亦皆先实证长生不死的地仙果证。取得金丹为胎神之基础，方能向上修证神仙天仙。既信其已证神仙，则长生小果必先证，此亦何疑？已得证神仙，出世之真仙，岂能惊世骇俗以见无缘之俗人哉！余饶舌以谨真求修证者：近代耿直不阿、求索不止，私淑黄元吉真人之园顿子陈撄宁，为何不能感格黄真人而被度？盖天仙法脉传人极严，稍违戒律，便自绝天仙之门。求天仙者，当弃官，当戒绝贪欲求黄白之物的外丹如吕纯阳老祖，当戒断男女双修，陈翁悉皆违之，尤其是既私淑黄真人绝学，为何不能信黄真人于《道德经注释》第八十章注中自示。黄真人自修三成渐法，传人亦三成渐法；反而借黄真人之名而妄创"顿法"，自误误人。黄真人玄关之说，仅仅是调药功成，得外药的当时之景征。神觉、觉，阳光一现之景也。企望后学于此时，速转小周功法，以防药老"金逢望远不堪尝"也。陈师将其误解为修炼功法，此失误可恕。又陈师对玄关的最终结论："玄关一窍者……苟能于'内外相感'、'天人合发'处求之，则庶几也。此乃实语，非妄语也。"行文虽脍炙人口，被世人奉为圭臬，其实却大违仙佛正法。盖仙佛正法，无论《心经》、《金刚经》、《六祖坛经》，皆示本自具足，何待外求？柳师亦示曰："大道从中出，元机莫外求！"何来天人合发？内外相感？而向"天"、向"外"去求取先天一炁！此明明是未闻正法的外道妄语，反自诩为实语，自误误人，贻害真修者。然此识念不足之误，亦可恕；难恕者，不知非改误，虔心求解，反曰："我平日教人的玄关一窍，简直可以和上帝争权，与仙帝并驾，宇宙在乎手，万化生乎身。做得好时，真能信'我命由我不由天'。岂是像他们所传的那样浅近？"其实陈师并未知天仙正法玄关、玄牝的实指，其所传亦世俗妄论玄关之一法，却未得为得，不求进取……有借黄售自创"顿法"之嫌。因之黄元吉真人不予度之。欲真求天仙正法者，谨之！

（三）如何求长生不老？

求真长生不老，永葆肉体色身不死之法，必须要求先闻、先知天仙功法初成功法中的小周天即以前之功法，也就是人仙功法。第一层第一步孕药炼己功，第二步调药功。第二层次小周天功。然后身体力行而实证之，便可真长生不死，永葆肉体色身。

传世丹经中，皆示出了人仙功法。但同样是不明说，不全说。须知，凡称丹经者，皆以人仙功法为重点。有始修之证，才可望有后证也。又须知，众仙度人每以喻言隐示真实功法的一部分。而妄人，虽本不知真法，却总自以为聪颖，妄解功法，常执喻为法，贻误真修者。得道真仙悯真修者被盲师所愚，不得不再多漏一句、二句，以救误度人。

明朝末年，伍冲虚真人，奉老祖师张静虚真人广开教门之命，始著全并阐明了三成全功。但遵奉天戒，遵众祖之令，略去了入手入门孕、调药功，二著中仅以"有机先一着"而隐示之。其著作发笔之《火候经第六》也从小周天功法开头，而不述入手入门之孕、调药法。此事详记于《答伍太初第六问》。然伍祖乃隐示调药诀于著文中。又经159年后，机缘时至，柳师悯后圣难以入手入门，始于《后危险说》中，公开全示了孕药功法及孕药功理。使伍祖"有机先一着"之隐语，得以阐扬明示。

伍祖于只对其门、不肯外泄的门人问答中，反复多次阐述微阳生后不可行小周天，必先用调药功，否则药嫩炁微成幻丹、无真证，必死转劫。然而陈师却不闻、不知有调药功，以黄真人大阐玄关之学而无限崇尚、私淑黄真人；却不知黄真人"玄关"、"玄牝"即实指调药功成，得果证之景；"玄关"即神觉、觉景；"玄牝"即息觉、觉景；二者同时出现。无调药何来玄关？由此自误误人，使当世学者皆不知微阳生后要调药，及如何调药。

四 天仙法脉不容误解

小周天功法之秘多矣：有道路之难知；仙家之督任，绝非医家及世俗功法之督任；又有行功心旨之难闻。故真师传口诀后，必会指示功景及行功心旨，方能大胆按口诀行动。

何谓功景？每步功成，可转下步功之景征。见之速转下步功，不见不可先转，因无功成得果证之征也。何谓心旨？即每步功法之关键处。若无师指谁能猜知？又有小周程限法则是既秘且难知者。然而修正法的三教圣真，必过此关方能长生，方可望成道。此法首先全示于西晋时旌阳真君许逊。前后得道众真，皆不肯全漏，甚或不言。伍祖柳师大慈，又于著中全示。今略引如下。

东汉末，魏伯阳真人著《周易参同契》中，火候图以易理阐六阳进火、六阴退符的程限法则。西晋时许旌阳真君于承传的《铜符铁卷》中，全示了九、六、三十六、二十四、二百一十六、一百四十四的程限法则。《铜符铁卷》由孝悌明王传曲阜兰公，再传谌母元君，并令谌母驻世多年等待许逊并传之。以此记之，《铜符铁卷》当早于《周易参同契》问世。许真人又自著《灵剑子》、《灵剑子引导子午记》再示程限法则。魏伯阳曰："晦至朔旦，震来受符。"符者，火候呼吸也。钟离祖曰："结丹火候有时刻。"又曰，"旦暮寅申知火候。"又曰，"生成有数。"数者，小周天呼吸息数也。大周天则无数。吕老祖曰："一阳初动，中宵漏永。"刻漏即呼吸。又曰，"进退须明酉卯门。"张紫阳曰："刻漏调和，真炁凝结。"薛道光曰："一爻看过一爻生。"陈泥丸曰："天上分明十二辰，人间分作炼丹程。若言刻漏无凭信，不会玄机药不成。"曹还阳曰："子午卯酉定真机，颠倒阴阳三百息。"陈希夷曰："子午功是火候，两时活取无昏昼。一阳复卦子时生，午后一阴生于姤。三十六又二十四，周天度数同相似。"

以上北南二派主要仙祖皆略示而不全宣程限法则。至伍祖、柳师四著中，才又如许旌阳老仙祖一样全示了程限法则。陈师读不懂九、六、三十六、二十四、二百一十六、一百四十四，实指的是什么，反而妄贬为"繁琐、不清净","不是上乘",呜呼!

(四)伍柳四著承传天仙正法

伍祖、柳师四著,承传始自广成子、黄、老、魏、许,王玄甫老仙祖少阳一派的天仙正法,非自己之创造。世人以伍柳派名之则非也。若硬要妄分派,世上应说伍朱派,盖伍祖自认朱太和为衣钵传人。柳师仅受度弟子之一,并非衣钵传人。伍柳派之名起于1897年,光绪二十三年丁酉岁,邓徽绩合刊伍、柳四著为《伍柳仙宗》之后,世人因书之名而妄称伍柳派。邓氏既未闻法、亦未得证,由邓氏创出了世俗所称之伍柳派实在可笑也。

伍、柳四著是迄今为止最完整、最明白的宣阐天仙正法之著作。余已收集伍、柳二真人传世内丹全部著文,校正自古本起便存在的违背功法之刊误,并按伍祖、柳师原意加以标点、断句,定名为《伍柳天仙法脉》。

南先生乃当世著名学者,治学理当严谨,言之应有据,评之当合理,方合一代宗师风范,亦可不致误导从学者。但先生著中对伍、柳四著,有很多不妥之词,属于学术上认识不清者,尚可鉴谅……还伍、柳之清白,还世人及从学者以公道,是本文的目的。

南先生曰:"明清以后的丹道修炼方法……伍冲虚著有《金仙证论》,柳华阳著有《慧命经》等书,他们参合儒、佛、道三家论证形而上妙道和思想,极力证明他们的丹法为道家正宗的嫡传,但是错解佛学,臆造佛言之处,反而使人望而却步,实为虚狂可笑之至。"(同上书,第449页)

按:《金仙证论》、《慧命经》二书,皆柳华阳所著。伍冲虚二著为《天仙正理》、《仙佛合宗语录》。……足证先生并未看过四著,却妄指、妄评。

伍、柳四著,是天仙正法之嫡系承传,上面已有粗略之分析。南先生是否另有天仙正法以外的"道家正宗嫡传"而尊之、宗之、学之,并传于从学者呢？柳华阳二著，是否先生妄指、妄评为"错改佛学、臆造佛言"，先生只要读一遍《慧命经》便立知己非。今仅录《慧命经》自序中一小段文"因碧玉、了然、琼玉、真元，苦修已成舍利。默契师传，故纂集是书，名曰《慧命经》。……余通阅诸经，与师传印证，有《楞严》、《华严》、《坛经》，乃实语也，禅师语录、和尚语录，乃妄语也。夫修炼之道，非实语不足以证真诠，非实语不足以辟虚妄"，可见《慧命经》所尊崇者，《楞严》、《华严》、《坛经》皆佛宗之正宗、正经重要佛经，且有师传口诀印证，并有四个从学弟子，已实证肉体长生不死。若与先生之学比较并非先生宏论高谈的禅师语录，亦非先生无真师传授，仅自学而成的世法。……先生指《慧命经》为"错改佛学，臆造佛言"之妄论妄评，可以休矣！

先生云："……而且更不是明、清以后伍冲虚、柳华阳的丹道学派，专以性神经系统的精虫卵子等，认为便是精神的精。"（同上书，第441页）又云，"因为伍柳派的丹法，极力注重炼精的作用，而且是专以生殖器的精虫为丹药的主要成分，于是便有捏穴撮精，类似手淫行为，或交而不泄等房术，入于此道中。讲究男女双修，行容成素女之术的，也谓之炼精化气。"（同上书，第452页）请问先生，于伍、柳四著的何书、何章、何节有先生所指之著述言辞？

（存诚子注：后出版的南先生著作《我说周易参同契》一书中，南先生对伍、柳原著及伍、柳本人的评价甚高，认为是绝对的清修派，应画两个圈。他所批评的是伍、柳以后，打着伍、柳旗号的所谓"伍柳派"，明确指出就是赵避尘的《性命法诀明旨》。吾曾将此情况信告静虚子先生。）

伍、柳四著所示天仙正法之精，既非世俗功法所妄认的性冲动，阳物大举后之淫精；亦非先生所指的由神、光所生出来的精、热；此二识皆妄、皆非。天仙之精含藏于炁中。静虚时，元精即元炁；动判而分时，元炁化元精。本文第二部分已指明，今再略详之：由静虚而刚动判时，称为"机"

动，亦称情来。五祖弘忍大师曰："有情来下种。"这是五祖三更传法于六祖惠能的传法偈首句，记于《坛经》前部分。先生当不能斥为"错改佛学，臆造佛言"吧！且五祖前劫为柴松道人，因年老无情，难以行功修证，求道于四祖道信时被拒，不得不立亡转劫投生未婚女周氏，始得传四祖衣钵。五祖对年老不能有情有切肤之痛的深刻认识。南先生亦曾于《如何修证佛法》中，引其大概而说法。五祖弘忍示修者"有情"才有修证仙佛之资本，六祖惠能得法后亦曰："淫性即是佛性。"深得师传，尊重师道也。

（存诚子注：师尊曾解释曰：佛宗的"情来精至"，即道家的"阳生采药"；说法不同，实质一致。）

情来即精至，故可下手兴功，故曰"有情来下种"。情来为何即精至？《道德经》第五十五章曰："未知牝牡之合而朘作，精之至也。"世俗诸旁门，遂以阳物兴举为行功之证，并以为不传之秘而密之。只可惜不闻不知的先决条件是"未知牝牡之合"如婴儿之玄妙，故妄矣、非矣，必化淫精矣！

天仙家以药生内景为征（见《天仙正理》的《直论起由》），岂能待外景！天仙家入手之修起，便一直在静虚先天中行功，"见者不可用，用者不可见"。

伍、柳四著，与得道众真一样，皆示三教合一，儒、仙、佛，同法、同修、同证。只有正、旁，正、邪之别而必辨，使真修者，弃旁、弃邪而归正。正法就只性命双修，先命后性之一法，三教真修者，悉遵之。本无分别，何来分别？先生于伍柳四著何处见分仙、佛功法为二，争高下之言？……妄分各派，为俗世学者……他们所闻、所知、所学、所教皆为后天之学，皆为入世法，以之争名利于尘世；真修伍、柳功法，必须先勘透名、利、情欲，才有起码的资格修仙，求取先天出世之法。

五祖大慈，已于著中示救老残无情之修法。修者若能回心归正，只要有一口呼吸气在，便可修证求果。

五 《古书隐楼藏书》不过旁门小术

（一）闵小艮和他的《古书隐楼藏书》

此套书虽开始于嘉庆二十二年，但至道光初年仅写了不重要几部。当时闵小艮全力开创金盖山派，并欲争霸道派。道光初年，因取生人脑炼外丹之案，被捕入狱，当局取缔了金盖山派。闵于道光六年后，始被迫把精力放在著书立说上。至道光十五年，九年间完成了此套三十八卷本著作。

闵小艮乃尘俗道士，争名利、争信徒，又不能自信自己所学能为人所信奉尊崇，只好假托古人及为尘世尊崇的古仙之名，售其所学所知，欺哄学者。他不但补编《金盖心灯》第八卷，谎编出李泥丸为其著术造势；还在不同著中，编造出各种人物，令人啼笑皆非。如世人仅知孔子为仲尼，世尊为释迦牟尼，他却称老子为青尼，吕祖为文尼，实属无稽。连古仙真的名号，他都敢更改，为了他的需要，无所不用其极。

其实闵小艮所学所知，最高不过尘世后天安乐小法门而已。对由钟、吕首先公开的三成仙佛正法的理、法，可谓毫无所知（更不要说真修者必知的诀、景、旨了），而仅能套用仙佛正法之术语，信口雌黄地用其安乐法门曲解，例如《天仙道程宝则》第九则中，借沈太虚云"余荷师授，百日筑基，十月胎圆，行三年乳哺、养十载之忘忘，计自了当，迄今又二十有五年矣。得子而授，重负释焉"，足可证明他们不知仙佛正法之理。

1. 仙佛正法之功理

钟离老祖示，仙分五等，天仙、神仙、地仙、人仙、鬼仙，可分二类。其一类鬼仙乃阴灵之神，乃难免轮回；其二类人仙、地仙、神仙、天仙为阳神逐步向上修积而成。修到人仙，便能长生不死（但要常修积，补偿损耗之元炁）。修到地仙，便可不必修积，实证长生不死，因精已全化为炁，团成金丹了（其不死之道理，就是能修人仙之功，补充元炁，元炁不绝，后天呼吸不会断灭，故不会死）。这就是百日筑基修成之果证。仙宗称为得金丹证地仙果。佛宗称为得漏尽通、得金刚不坏之身、得金莲宝座，证阿罗汉果了分段生死。到此就筑成了胎神之基，再向上修十月胎神，出阳神经三年乳哺（当中不能间断），达到一个半月内，无一闪念，无一次呼吸，就果证初阶天仙，六通俱全，神通无极。佛宗达第八地等觉初阶佛果，证三身四智。得此果证后，未了尘愿者，居尘驻世了愿，暂不修向上九年面壁向上还虚之功。若尘愿已了，从修向上九年面壁向上还虚之功起，便绝对不再介入尘俗世事。渐增定力到一定八万四千劫、灵光耀古今而臻最高天仙境界，佛宗第十一地等觉最高阶佛果。这便是仙佛正法，真能达到长生不死之理，证性还虚之理的粗迹。仙佛正法最秘者，在地仙功、罗汉功；尤秘在小周天功中之程限法则，及入手炼己、孕药口诀，阻断无仙缘者入手入门。直至1799年，嘉庆四年，柳华阳真人于《后危险说》中，才明示功理、功法而隐含四句入手炼己孕药口诀。

沈、闵之辈，根本不知仙佛正法之理的粗迹，徒知术语其名，胡乱套用，就闹出了上面的笑话。修完了百日筑基，却只活了七十九岁，就云轮回转劫。更可笑的是修完了十月怀胎、三年乳哺又接着云养十载忘忘，还沾沾自喜以为了当？贪恋尘俗又过了二十五年以上。这都是根本不知正法功理的确证。在他们心里，肉体必死，精神或可长存。他们自认为修证了天仙，还是要在尘世中享受名利的，最终还是要死的。这完全违背仙佛正法修真之功理。

2. 仙佛正法之功法

仙佛正法的功法大要粗迹，在《道德经》第四十二章全文中。简言之：冲、和、入、静、虚五字。真正理解此五字，就真得到功法之要。伍冲虚祖道号冲虚子，隐含极大之深意。先有精、炁、神三家时，必须要冲和，才得火候之精妙；中有神、炁两仪时，也要冲和方能入定以养圣胎；最后返回太极得一神时，还要冲和以圆神还虚。静就是太极，虚就是无极；不入静得不到，不入虚得不全；能冲和入静虚，就能步步得全，升华转化得三成功法之果证。

但是，冲和入静虚仅仅是行功之方法，是手段而非行功之目的。若闵小艮之辈，将入静当作目的，且不知仙佛正法入静之实指，更不知入静之正法。因此，当其方刚入静而尚未入静之时，立即被识神第六识所转却去做游戏，还洋洋自得，沾沾自喜，自吹自擂以为得证。不知不觉，远离了闵小艮多篇著作中追求的入静之目的，而被"我相"所迷，住于我相不能自拔。这被多处记载于其重要著作中，更被近代丹功学者奉为圭臬而大加渲染追求。这就是闵小艮辈将入静当目的之恶果。

鼎器、药物、火候，是功法中三个要素。钟离仙祖所传少阳一脉的外鼎器是上丹田泥丸、中丹田黄庭、下丹田炁穴，分别是神、炁、精的本根归根处。在外鼎器处建立内鼎是真师所传之正法，不在对应精、炁、神归根的本根处行功，炼化升华精、炁、神，是根本不知三田鼎器之妙用，必无所成。而闵小艮辈，却将山根作外鼎器，还认为是不传之秘。在《太一金华宗旨》中以专著宣扬，妄指为少阳一脉行功宗旨，表明他们根本不知仙佛正法的外鼎器，更何论外鼎器在不同层次功法中之妙用。

药物之要在于理解行功之目的是三宝积合逐步升华。本步行功升华所得之物，即下一步行功之药物。最主要者，体现在含小周天功之人仙功法中。炼精化炁是一个总称，如炼阴精为元精，炼元精为元炁，而取得阴精前，化后天五谷精华之津液为先天无形阴精之理、法；直到1799年，清嘉庆四年，柳师《后危险说》中，才泄漏出。中藏四句入手炼己、孕药口诀。仙佛正法入手第一步功成，得到阴精，就直接进入先天，以后一直在先天中行功，即紫阳翁所示，见者不可用，用者不可见；所以，入手入门炼己孕药四句口诀，一直秘而不宣，必待真师口授。此岂闵小艮所知。闵若知，三十八本书中怎会妄编女丹功与男丹功不同？且由此可证所谓神人李泥丸，必是谎编人物。闵谎编李泥丸传授沈太虚女丹功，就表明李泥丸根本就不知仙佛正法入手入门之功，何能长生驻世？今以公认古仙证之，如谌母元君之传许旌阳真君，如司马承祯之传谢自然，如王重阳之传马丹阳、孙不二。哪有男女不同功法？仙佛正法修积与后天色身性别何干！妄编女丹功，就表明不知正法。

火候之要在用真意宰呼吸。若能深刻理解行功方法、手段及行功目的，自然就能知文火、武火，及陈致虚所言火候逐条细节。吾今指出，文火是正功，武火仅助功而已。所以入手入门四句炼己、孕药口诀是正功，是最重要之正功，贯彻全部功法，受用无穷。昔伍祖经八年磨炼始得真证。武火是助功，是为正功文火服务的，是辅助正功的。武火虽秘密，一经师指，很易明白；而文火正功，非经苦炼多年，难以得成，非真师所能帮助。武火助功仅用于不得已又必须之少许时刻，用完即转文火正功以受用所成。这即玉蟾翁端坐习定为采取之所指。若此，岂闵小艮所能知哉！若能知，岂会在《东华正脉皇极阖辟证道仙经》中，妄将武火助功即阖辟，用在全部三成功中，直至还虚都用阖辟呢？

吾今郑重指出：武火助功阖辟仅能用于人仙功法，即含小周天功的以前功法中。当三百有效小周天功成，从采大药功起，阖辟之武火助功，必须完全不用，否则立即走丹。十月养胎及往上之功，悉皆文火入定之修。稍起武火阖辟立即毁坏道基，或者瘫痪，或者疯癫，甚或尸解转劫，可不慎哉！这也是玉蟾翁端坐入定为采取之义（闵徒用其名，实不知义），邱老祖"息有一毫不定，命非我有"之训诫。闵小艮完全不知武火助功阖辟之义之用，且妄指为少阳派不传之秘，以盲引盲被近代丹功学者吹捧，贻误真修者。

火候至秘者，在小周天程限法则。首先见于许旌阳真君著中，伍祖柳师著中，反复剖示。此乃仙佛正法不传之秘。《周易参同契》十二支行火候图及达摩祖师"四候有妙用，六候别神功"皆隐示之，此更非闵小艮所可闻可知。故《尹真人寥阳殿问答篇》专论火候之著，纯为胡说八道，根本不知几步升降进退，每周多少次呼吸，被闵神化抬高之尹蓬头是《性命圭旨》之作者，是不知正法先命后性、性命双修而单修阴灵之性者。闵小艮也只配学、炼这种单修阴灵之性的法门。

小周天功法除程限法则外，还有河车道路、阖辟机缄、行功心旨，共四个方面。河车道路仙宗称黄赤二道，佛宗称曹溪道路，既非世俗医家之督任二脉，更非闵小艮在《如是我闻》、《泄天机》中胡编的黑道、赤道、黄道，闵借李泥丸口授抛出的所谓中黄直透方法，实为其妄创之顿法张目。谎编引诱不肯坚苦修炼，妄想速成的修士，表明闵小艮根本不知真正仙佛正法所指的河车道路（即佛宗六祖惠能后，所称之曹溪道路。因六祖及其后法眷，曾有多人能肉身不朽），闵所谓人道仙道是谎骗人的鬼话。闵写出此二著三年后就死去，轮回转劫了。闵以必死之事实，揭穿了其鬼话。顺便提一下，《泄天机》中，"筑基全凭橐籥篇"一段，竟用"两手将肾茎并阴囊兜捧使热，若举更妙"的下三烂的邪法，混充为仙功，实令人愤慨。充分证明闵小艮根本不知何为先天真精，先天之精产于何处，筑基全凭橐籥之论是胡言乱语。橐籥就是阖辟，仅用在筑（胎神之）基前半部人仙功中。阖辟即武火助功。阖辟机缄即元炁、呼吸，先后天二炁，本同根而生，可相资互用的道理和方法，用之辅助文火正功，转后天五谷精华之津液，逐步升华到元炁，仅此而已。助功虽重要，怎能与正功相比，更岂可用全凭言之。由此可见，被近代学者看重的《如是我闻》、《泄天机》，根本不是仙佛正法。理论上、实践上皆已证明。

3.《三尼医世说述管窥》证伪

上面从仙佛正法的理、性指出闵小艮的著作是完全错误的，证明闵并未真知仙佛正法的理与法。下面分析闵小艮自认为最重要之著作，指出闵对仙佛正法的理法之无知及背离处。

道光十五年，闵小艮生前最后一著《还源篇阐微》可代表闵终身所得的最高水平。闵于该著序中云："嘉庆（十五年）庚午入圜三载，学养稍纯，渐通经咒微言。……唯天仙心传一宗，乃得脱去丹家窠臼，将自己效验功诀编成一册，冀可启迪学人。"本来我们只要分析《天仙心传》是否合乎仙佛正法即可，但是为了揭露闵于著中无中生有、随心所欲、颠倒历史、自吹自擂无限抬高自己、欺世盗名、欺骗读者之劣迹，我们先分析闵著于道光八年的一套三著《三尼医世说述管窥》。闵于《三尼医世说述管窥》前五则中，着力渲染他刚要收念入静而实际根本尚未入静之时立即被其识神第六识转却去做自得其乐的游戏的所谓功景。行文著述无奇不有，美妙无限，使不知仙佛正法的后世学者钦羡不已，加以仿效，自愿有意去寻被第六识转却之功景，误入歧途，违背正法。他们根本不知行功中，首要真意主宰按真师口诀，遵功法功理练功。他们根本不知真意何所指、何所用，因而被识神转却而不自知，但这属于无知，可悯可悲，可以原谅，而令人可鄙不齿的是其六、其七两则。他谎称自己修证成仙，且泽及居地多年，哄弄读者，欺世盗名。如其六中云："虚静内观，遂入混穆。久又久之，元神出定，吾身趺直如初，而颜色顿变成少年。须发皆变白成黑。此为嘉庆十八年长至日事。余学问疏漏，功夫未足，遑敢云有益于世乎！谨以所历之境，叩之吕祖，吕祖曰，得之矣。"谎编狂吹从嘉庆十五年入圜闭关三年，得神仙果证，并谎编抬出吕祖肯定他已成仙。果真如此，为何二十二年后，七十九岁又死了去轮回转劫呢？

其七中云："一得久寓之乡，春花重放于秋季。非一次二次、三四五次也。如金盖之云巢，姑苏之大德庵、莲华庵、葆元善堂。余杭之天柱观，半持庵。武林之寂宁阁。上海之小蓬莱。若杏若桃，若玉兰紫荆，木笔木瓜，西府海棠之属。秋令作花，灿烂芬馥，浓若三春。万目共睹，题咏成帖。九九桃花，吕祖师尝赐诗。诸君子和之——事在嘉庆十六、七、八三年。金盖之花木尤盛。……嘉兴童翁……其友莫因诚，顶患血瘤大如拳，皮软薄若熟柿。翁以椹酒杯许饮之，入口片时，痒不可忍，立即平伏若失。遂与翁发愿，募砌进山石路，千二百步有奇。造石桥二，路亭一，亭名止止。"谎编自夸因其成仙，泽及居地多年。读者可查金盖山所归属的《乌程县志》，以及闵小艮出生及逝世的《晟舍镇志》，只有灾异记载，根本就无花开二季、果结二次的祥瑞记载。更何论别处？修筑金盖山外围进山道之事，出于嘉庆七年至九年，读者可查闵小艮于嘉庆十四年所著《金盖山志略》即知。闵小艮却在此处，将其挪移至嘉庆十八年后。

吾重要指出，不但闵小艮修证成仙，泽及居地多年之事是蓄意谎编的，更可恶的是，嘉庆十五年他入圜闭关三年之事都是子虚乌有，蓄意谎编的。可查嘉庆十六年，闵与八十四岁的鲍庭博，嘉庆十九年闵与七十九岁的鲍锟多次商讨写《金盖心灯》原七卷序文（有二人序文为铁证）即知。试问，修神仙之功闭关之人，能见外人么？能处理俗事么？

4. 顿法成真，贻误后人

《天仙心传》著于道光十四年甲午岁，是近代丹功学者顿法之源。贻误真修学者已一百五十余年。现略分析如下，先录其功法正文：

"师曰混化。天仙功夫，万缘放下，身自寂虚。援引天罡，晋照常持。于天于渊，无间时刻。圆虚圆寂，圆清圆和，何内何外，何有何无。生生化化，一付如如。还返妙用，如斯如斯。"其自注援引天罡，晋照常持为"是承上句功验。再加引罡假法，以造真虚真无玄境。而其晋照自有方所（晋乃晋卦之晋，进义也）。泥丸氏曰：晋而下照，乃自顶盖，前下眉心。复由眉心，照注山根。尤须先以真意，直由顶门透迎上天镇星，自能引到天罡下合身罡，聚存山根，汇照阙盆。加行虚极静笃，自能深透玄窍。觉已透窍，加造自然，坚持无念一诀，自得胎息真验"。

闵所示天仙心传功法分三步：

一步，收心止念，呼吸平静，身心安静。

二步，用意念透过顶门，上迎天上天罡（天镇星），使之向下进入顶门，再聚存于山根处，汇照头面及阙盆，保持此境界，由之而得胎息。"而后后天化尽矣"。

三步，达胎息，呼吸气停，听由炁机自动，由身内中黄直透。"而验自极神""准此行持，乃犹法制神仙肉"。

这就是闵小艮所谓"脱去丹家窠臼，将自己效验功诀编成一册，冀可启迪学人"的天仙心传功法，即近代丹功学者所称之顿法。首先看效验。闵与亦师亦兄之沈太虚一样，只活了世寿七十九岁（二人相差五十岁）。他们所修之天仙是不能免死的，而且据确切记载（《晟舍镇志》记载及闵死后不久，湖州知府晏端书给闵小艮写的传记），闵小艮为得病而死，并非无疾而终。这种"天仙"不修也罢。

真正的仙佛正法中，相当于尘世幼儿园程度之功法人仙之功，就能从后天五谷中求得先天元炁，就能真实长生不死。向上能修至臻天仙之最高阶，圆性还虚。如许旌阳真君，白日飞升。如吕纯阳真君，至今犹在寻人度。如张三丰、伍冲虚、朱太和、柳华阳及著中署名之七位弟子，如黄元吉等众位真人，悉皆隐迹于尘，莫之所踪。有谁能见会死于世？（闵小艮谎编伍冲虚"死于武陵，葬于平山"。其谎编之伍传、谢传两传，就自相矛盾。伍传中云"沐浴，辞众而逝"。谢传云，谢求出世之长生仙法于伍，伍与谢单独相处一月传法后，谢独见伍死，且独自葬伍于平山。若果如此，则谢学伍之法何用？何须？若伍死，谢岂能不死。又，伍著中明示，伍大隐仙迹前，从不云游于道隐斋外。伍出生世家，又有众多弟子，若伍死，岂能由本不是道隐斋中之弟子谢独葬之理。）由沈、闵皆死，尤其闵为感疾而死，足证他们根本不知仙佛正法，妄将旁门小法冒充仙佛正法三成渐法全功。吾今略指其背离正法之处如下。

首先，外鼎器错了。闵氏旁门之法以山根为外鼎，示出了归根窍。仙佛正法之外鼎器为上丹田泥丸，中丹田黄庭，下丹田炁穴，为神、炁、精之本根，各有功用。一定要将本根处作外鼎，以师传正法修内鼎。功成景现称玄关、玄牝。若不在要炼化升华的精、炁、神本根处作外鼎（如炼精时，妄将炁根或神根作外鼎）必毫无果证。这犹如海中捉兔，山上捞鱼，更何况沈、闵之旁门法将山根处作外鼎哉！山根连三田都不是，何能有果证？入手炼精之外鼎器在下丹田炁穴。佛宗亦是。君不见《楞严经》文"五浊恶世誓先入"！五浊恶世者，示下丹田人体最黑暗污浊之处所。誓先入者，应下决心发誓首先介入之第一步也。

其二，身外求罡，必是邪法。尘世求法修仙之人，包括天癸未通之男女，悉皆神、炁、精不足或已有损耗之人。修者只需用此已有损耗或不足之三宝，用真师所传正法，补足圆满升华之，直至圆性还虚。人人都有精、炁、神，只要有一口呼吸气在，就是元炁未绝，便有可修证之资，根本不需外求。若有外求，就是不净，背离正法。无论外求天罡，或外求生人脑，悉皆邪法。

其三，收心止念，只是炼功前之准备工作。闵小艮释其万缘放下云："缘起立除，一法也。缘起成猬，中如焚炙，聚而坡放，一法也。缘起膜视，听缘自缘，一法也。三法之中，末后一著乃为仙著。斯则如云点虚，虚自无染，故无损益者。"被闵小艮视为仙著者，仍然为识神所主宰，乃世俗小法，离仙佛正法，收心炼己之法远甚。仙佛正法收心炼己者，以真意主宰识神，如佛宗六祖惠能云"六、七因上转"也。由于对识神认识之不足，当闵小艮刚要止念尚未止念之际，立即被识神所转却，去做闵小艮思想深处所贪求而不可得之游戏，远离了闵多处著中求静、求虚、止念之目的。闵小艮众多著作中，无奇不有，美仑美奂，神妙无比的功中竞相境相，就是闵被识神所转却之真实写照。这就是闵不知以真意主宰识神之正法，妄以缘起膜视，听缘自缘为止念仙著的恶果。真修者当知，真意若不主宰识神，识神必定主宰转却你。这种修炼偏差，后世真修者，切勿盲从，更戒追求。

此外，"缘起膜视，听缘自缘"之法，是被世尊斥为无记空的修阴神家的活计。即使修炼有成，不过阴神鬼仙，仍然要死，要轮回转劫（所以闵小艮释"天仙功夫"中，仙分五等，不能分阴阳二大类，而要"统称真人"。闵所学传的是尹蓬头《性命圭旨》的单修阴神之法）。万缘放下绝非仙佛正法，性命双修之止念法，仙佛正法之止念法为"意专一缘"，且此缘只能与生俱来之息。具体方法为入手入门炼己孕药四句口诀。

其四，闵小艮之所谓胎息，只不过是较安稳匀柔的呼吸而已，根本不是胎息。不得证筑成胎神之基的地仙果、罗汉果之金丹，岂能化呼吸养胎神而真得胎息？真正的胎息，只出现于十月养胎神的炼炁化神功中。即使三百小周天功炼足，得止火景后之采大药功，亦不过借用胎息术语之名而并非胎息。示此后行功，只能全部用文火温养，不可再起阖辟之武火了。

若知此，则未得地仙果证前，根本就不可能有胎息，那么"而后后天化尽矣"就是异想天开，一厢情愿的痴心妄想了。闵小艮此时用了倒果为因之方法。闵要用胎息来化尽后天的精及呼吸；但是要真得胎息，就已经精尽化炁（即已后天化尽矣）得金丹证地仙、罗汉果了。十月养胎功就是要化（吸收）呼吸养元神，直至呼吸尽（真正灭绝口鼻呼吸，连胎息亦真断灭）胎圆出阳神。因此，闵的这种修法根本就不存在。他的修法中，盗用了此前已得金丹功之地位、罗汉果证。修者千万别把微弱之息当成胎息，否则，不幸因灾祸产生的植物人，岂非反成了高级炼功家了。

其五，闵小艮之达胎息后，待呼吸气停，听由炁机自动，由身内中黄直透，经"仙道"，不经人道行小周天是完全违背正法的。

真正得胎息修十月炁化神功至呼吸气停至"寂灭灭已"，就能出阳神了。此时炁尽胎圆，二炁俱无俱尽，何来炁机自动？此后经三年乳哺入定，增长定力使能长期保持这种状态而证初阶天仙、初阶第八地等觉佛果，而未得修证者，是不可能呼吸气停的。若呼吸气停就是死亡了，世人以断口鼻呼吸之气为死亡。

仙佛正法修者，修初成炼精化炁功时，当呼吸气偶然稍断复起时，立即以真意主宰，意宰息摄转换下步功法。所谓差毫厘不结丹，岂能听由炁机自动？

长生久视，成仙证性的仙佛正道是真实不虚的，是不容胡说乱道、妄意谎编的。《周易参同契》有十二支神炁循行火候图，实际上比之更早的《铜符铁券》有完整的火候程限法则，隐示升降步骤及呼吸次数。西方二十八祖、东土禅宗初祖达摩祖师有"二候采牟尼，四候有妙用，六候别神功"之文。禅宗六祖及其不少法眷高僧，尊重宗教信仰，留下不朽肉体全身，向世人实证，仙佛正法是真实不虚的。因而后人尊称小周天河车道路为曹溪道路。吕纯阳祖师自证曰"夹脊直至昆仑顶，自在河车几百遭"以此法得道众仙，直指尾闾至昆仑（皆在人体身后背面）有黄赤二道，并非以人体前后任督称黄赤二道。而闵小艮却背离仙佛正法，妄创修仙之道，以身体前后，分为赤道任脉，后为黑道督脉，中间为黄道。前后督任合称人道，中间为闵妄创之所谓仙道，以为其妄编的中黄直透的顿法张目，是完全背离众仙所宣之仙佛正法的。

其六，闵小艮保持胎息，呼吸气停，炁机自动，中黄直透，"而验自极神"，是违背功理的。

中关十月养胎之胎息，目的是化呼吸养胎神，此即炼炁化神之实指。此时何来炁机自动？更何来中黄直透？此时必须定定相续，以定养胎，炁机绝不能动。稍动离定，立即损坏道基且有性命之忧，尸解转劫。故邱老祖曰："息有一毫不定，命非己有。"广成老仙祖曰："鹤胎龟息自绵绵。"钟离老仙祖曰："一年沐浴防危险。"王重阳真人曰："圣胎既凝，养以文火，安神定息。"薛道光曰："一年沐浴更防危，十月调和须谨节。"白玉蟾曰："心入虚无行火候。"众仙皆云，必须用文火，以定养胎，不能有炁机活动。而"验自极神"，"准此行持，乃犹法制神仙肉"哉？

真修者能得金丹地仙果证，自能识闵小艮之妄言狷语，不会随偶有炁机扰动，去行中黄直透，离定蹈险至废功尸解。后学真修者，应知其妄其非，转求仙佛正法。

其七，仙佛正法最秘者，初成地仙、罗汉功。其中五龙捧圣服食大药功，曹还阳老祖公开了。由许旌阳老祖泄漏的小周天程限法则，历经千年以后，于伍冲虚真人著作中反复重宣了。柳华阳禅师更于二著中重宣："任尔三教，是是非非，成乎其道者，不离此方。""千真万圣，俱合此火之元妙；而三教成道者，亦此火之元妙。"受李、曹二祖阻止，伍祖未能公开孕药、调药功，不能公开《周易参同契》中日出庚方（孕药功成）十五蟾光（调药功成）之隐示，只能借答伍太初第六问中，透一消息给后之真修者，不知孕药后必经调药功成，方可行小周天功之修者，必将转劫再修仍隐去入手入门炼己、孕药功。直至1799年，清嘉庆四年，柳师始于《后危险说》中公开于世，三成全功全法，才全部公开，且经李虚庵老祖、曹还阳老祖、寂无禅师、壶云居士全部实践。三年乳哺前之功法，伍祖、柳师也皆亲自实践，地仙、人仙功法，有众多从学法眷实践。

入手炼己、孕药四句口诀，此前仅张三丰真人著中有隐示。柳真人后，仅黄元吉真人著中有所隐示，但皆未示功理。无仙缘者，无前修者，恐难闻仙师、真师传授。闵小艮，在道光初年前，正全力争霸道派。谎编《金盖心灯》原七卷，巧取豪夺伍、柳二真人声望地位，剽窃柳真人二著成果，谎编嘉庆十五年闭关三年得神仙果证，争世俗名利，此岂能得真仙传授。道光初年，闵小艮因传取生人脑炼外丹邪术告破，金盖山派遭取缔后，被迫转为以著书求名利，又补编《金盖心灯》第八卷。谎编李泥丸传为其妄编的假丹经造势张目，更绝仙缘于当世、后世，岂能得闻、得知仙佛正法哉！

《古书隐楼藏书》三十八著，最多不过是《性命圭旨》、《唱道真言》单修阴灵之性著作之重复发挥而已。与少阳一脉，由钟、吕首先公开的三成仙佛正法，完全不同。仅就止念炼己而言，专注阴灵之性的单修者，常夸夸其谈以欺哄无知后学，自鸣自诩清静，但怎能比仙佛正法之应境无心的最高境界，如五祖《金刚经》、六祖《坛经》之言简意赅，直截了当。《金刚经》云："应无所住而生其心。"又更具体云："无我相，无人相，无众生相，无寿者相。"六祖《坛经》云："惠能无伎俩，不断百思想。对境心数起，菩提作么长。"这才是仙佛真修种子，达到对境无心，炼己止念的正途。以此境界按四句入手入门口诀，炼己、孕药功成，再依三成渐法口诀，修至初阶天仙、第八地等觉初阶佛果，诚如陈泥丸真人《翠虚篇》所言，成就不过一二年。后世真修者，何必以贪求速成之心，受闵小艮谎言欺哄，背离正法，去炼沈、闵终生无成，轮回转劫的所谓顿法哉！

（二）闵小艮生平研究

1. 简历破解全谜

闵小艮（1758—1836），1758年（清乾隆二十三年，戊寅岁）生于吴兴（今浙江省湖州市晟舍镇）官宦世家。九岁前体弱多病，依高东篱（1618—1768）学练气功而渐康复，并入龙门派第十一代，派名闵一得。1768年（乾隆三十三年，戊子岁）闵小艮十一岁，高东篱谢世。闵遵高嘱，师事师兄沈太虚。闵十六岁时，遵父命援例选为云南曲靖丞。不久因父死，丁忧回家守孝。遂弃吏从道，师从沈太虚至1786年（乾隆五十一年，丙午岁）沈逝世，闵时年二十九岁。1790年，乾隆五十五年庚戌岁，闵小艮三十三岁时，赴云南谒鸡足道者黄守中（黄为龙门西竺心宗开山祖师），以所持《大戒书》换黄守中西竺门法诸书十部十二卷，且与西竺心宗中金怀怀、白马李、李蓬头、王袖虎、龙门道士辈交接往还，并引以为荣。从此至1796年，嘉庆元年丙辰岁，闵小艮三十九岁期间，游学于吴、楚、燕、赵间，寻师访友。

1796年，嘉庆元年，闵小艮回到金盖山，开创金盖山派，至1798年嘉庆三年，短短三年时间，他就建成了纯阳宫庞大的主体建筑，奠定了创金盖山派的物质基础。次年，利用沈太虚受朝中权贵钦仰的机缘，求得了朝中三个亲王，邮赐给纯阳宫四处主体建筑题匾之殊荣。再经亲王活动，1780年嘉庆五年，嘉庆帝诏谕当时浙江巡抚阮元，赐匾纯阳宫，且谕令春秋二祭吕纯阳帝君。由此得到当地当局浙江巡抚、湖州知府、乌程县令的大力支持，士绅追捧，群众盲从，很快形成了金盖山派。

1809，嘉庆十四年己巳岁，闵小艮五十二岁写出了《金盖山志略》，记述了他十四年创业之概况。因此，1810年，嘉庆十五年庚午岁，他撰写出《金盖心灯》七卷（有序文，非后之八卷），并对外谎称闭关三年修得神仙果证两件闹剧。

原《金盖心灯》七卷，以假借缅怀先哲的名义，企图巧取豪夺当时如日中天的伍冲虚、柳华阳二真人的声望影响、成果，一步登天地抬高他刚创立的金盖山派。

1821年，道光初年辛巳岁，闵小艮六十三岁时，受到致命打击。其徒在北京取生人脑子炼外丹，事发被捕，凶犯供出其师为湖州云巢闵小艮。刑部行文湖州，缉捕闵小艮下狱，累及于庙，神像迁移一空，炼丹邪术遂告停止，金盖山派被取缔。二十六年间，闵小艮自创又自毁了金盖山派。闵小艮被当时湖州知府方士淦（方深知闵与朝中权贵之关系）保释出狱，道光三年癸未岁，闵六十五岁所写《金盖山纯阳宫古今迹略》有记载。

1826年，道光六年丙戌岁，闵小艮六十九岁起，不得不将精力转向《古书隐楼藏书》，十年间，完成了此套书中最重要之著作。虽然从1818年，嘉庆二十三年戊寅岁起，闵已开始了此套书之零星创作，但那时他的主要精力放在创金盖山派。1835年，道光十五年乙未岁，闵小艮七十八岁时，完成了最后一著《还源篇阐微》。1836年，道光十六年丙申岁，闵小艮七十九岁，年老力衰，其嗣迎养回晟舍镇老家，偶感小恙，旋即辞世。

纵观闵小艮一生经历，大致可分三段。第一段从出生至三十九岁，嘉庆初年入山前，是他创基立业的准备阶段。第二段是从三十九岁到六十三岁、道光初年，闵小艮开创又自毁了金盖山派的二十六年。闵于前十五年、嘉庆十五年，已开创出一个占地广大、建筑宏伟、信徒数千人的金盖山派。不幸取生人脑炼外丹的劣行暴露。第三段是从六十三岁至七十九岁，闵被迫将精力投入著书立说。尤其从六十九岁至七十八岁，他完成了《古书隐楼藏书》的主要著作。如《三尼医世》、《天仙心传》二著，《还源篇阐微》以及世俗学者关注的《泄天机》、《如是我闻》、《太一金华宗旨》、《皇极阖辟仙经》、《寥阳殿问答》、《梅华问答》等著作。如闵所愿，留名于后世，欺哄了不少后世丹功学者，贻误了不少真修者。但是闵之自吹自擂、自欺欺人，微不足道的后天安乐法门，并未被同时代学者、道者接纳认同，他们知道闵的真实历史与劣行，更未被后世之真修有成就者认可。如闵小艮以后的晚清著名的丹功学家李涵虚、黄元吉的著作中，何处提到过闵小艮？何处引用过他的著作？

下面引用历史资料，足可证明闵小艮同时代的同道及乡邻，并未受闵欺哄而神化他。

其一，闵小艮出生及逝世的《晟舍镇志》记载："闵苕旉字谱芝号小艮，晚号懒云子。幼多病，九岁艰于行。入桐柏山皈依高东篱习黄老之学，静心养性数年，疾瘳归。弱冠援例筮仕云南，署曲靖丞。以忧还，遂绝仕进。浪游天下，遇数异人传授符箓，即专心道教。入金盖山云巢。著道藏书数十种。慕资建楼阁，修卫正节墓。隐居五十余年，咸称金盖山人。"（《晟舍镇志》·卷五·人物）

其二，闵小艮死后二年，其得意弟子蔡阳儿印《还源篇阐微》时，请当地著名高道汤志素为闵小艮写了一篇传记。"……时有奇人沈太虚，亦宗师门下，所养尤深。曳履来游，山人得其传。欲随云水而不果，以亲在也。山人工于文而奇于数。薄游滇南，即奉讳归。遂一志性天之学，不出山者四十年。夫珠光剑气，臭味自尔不同。古往今来，林林亦多拔萃。有若金怀怀、白马李、李峰头、王袖虎、鸡足叟、龙门道士之流，罔不缟纻欢朋簪之……"二篇闵当时文献，皆视闵为常人，并未信其谎编的李泥丸之鬼话，亦未信其得神仙果证，且泽及居地多年，自吹自擂、自欺欺人的谎言。

其三，闵小艮被湖州知府方士淦保释出狱后不久，于道光三年自己写了一个二十六年间自创自毁金盖山派之总结于《金盖山纯阳宫古今迹略》中，闵哀叹"……夫余之入山也，初由庐墓，继以律身。志在遥承邱、赵，近续王、陶……徒以庐舍山基，因心议复，欲罢不能。匆匆于今，又三十载，计所事者唯此。北坞名胜，勉事表扬。身未足为兹山光，山几为此身缚。往凉材薄，不唯有愧哲，未免遗讥近代……"

以上三处闵小艮当时之资料，皆足证明闵小艮谎编造假、自吹自擂、神化自己、欺世盗名、自欺欺人的所作所为所著，并未为同时代人认可。近代丹功学者受骗之因，主要是对仙佛正法，长生久视，成仙作佛，还虚了性的理、法不明，又无力细查闵的一生经历，细研他的全部四十本著作，因此被他《三尼医世述说管窥》第六、七则中弥天大谎所欺骗。闵谎编自己于嘉庆十五年闭关三年，得神仙果证，返老不少、须发由白变黑，且泽及所居所到过之处，花开二度，果结二季多年的弥天大谎，其实闵根本就未闭关过。嘉庆十五年至十八年，他与归安沈秉成、新安鲍廷博二人酬答商讨其谎编的《金盖心灯》，请二人补写序文，如何能闭关修炼不见外人。既未闭关，何来修证？可见全是鬼话谎话，欺世盗名。又，读者去查金盖山归属的《乌程县志》、闵出生死亡之地《晟舍镇志》。二志仅有灾异记载，并无花开二度、果结二季之祥瑞记载，更何论杭州、苏州、无锡等地！鬼话连篇，谎言不穷、欺世盗名、自欺欺人写丹经者，闵小艮可谓千古一人，叹为观止。

2.《金盖心灯》著于嘉庆十五年，原为七卷（非后补入之八卷），有序言为证

其并非如王昆阳之《钵鉴》以缅怀历代衣钵承传及高道为目的。闵小艮以此为手段，达到了巧取豪夺伍冲虚、柳华阳二真人声望地位，剽窃柳华阳二著的目的，因此原前七卷的关键是混入推出《伍冲虚律师传》、《谢凝素律师传》。其余之传或为铺垫，或为陪衬之手段而已。道光初年，取生人脑炼外丹之邪术告破，彻底摧毁了闵小艮之目的，因为金盖山派被取缔。

道光六年，闵被保释出狱且经数年休整，风波亦渐平息。闵小艮被迫将精力转为著书立说求取名利之时，原七卷对他已无利用价值。为配合他著《古书隐楼藏书》，闵小艮补写了第八卷。其关键是《李泥丸真人传》，其余皆陪衬而已。闵要利用无限制地抬高神化李泥丸之手段，达到在其系列著作中抬高沈轻云及自己的目的。因此在《古书隐楼藏书》三十八本著作中，读者再也看不到道光初年闵被捕前，被闵大力吹捧的伍冲虚、谢凝素、姚耕烟的姓名及事迹记述。而三十八本著中，处处皆是信口雌黄，随心所欲，装神弄鬼，无限神化，前后矛盾，漏洞百出，自欺欺人，被闵谎编制造出的神人李泥丸的名字和神迹。下面择要分析：

其一，心灯术语，源于佛宗。其第六部著作《五灯会元》，将其前的五部心灯著作，融汇于新近的一部著作中，直记述至作者当时的历代衣钵承传及历代高僧。《金盖心灯》自称记龙门一脉，却仅保留了龙门创派祖师赵道坚至第七代衣钵承传之历史。抹煞、篡改了龙门中央祖庭从第八代起至闵小艮同时代、道光十六年的衣钵掌教（王昆阳即王常月、谭守诚、詹太林、穆清风、朱一合、袁阳举、王来还、白照图、程本焕、张合皓至道光二十年，闵死后仍任龙门派第十六代衣钵掌教）的历史真实有据之承传，其中第八代掌教谭守诚竟被闵小艮妄自降为一般律师。有的掌教竟连一般律师都不是，被赶出了龙门派。闵小艮的《金盖心灯》如此以小犯上、欺师灭祖、大逆不道，这还能称是缅怀龙门一派衣钵承传及高道的心灯吗？

其二，闵小艮为何要抹煞龙门派祖庭第八代后的衣钵掌教呢？他是想将伍冲虚真人先推上第八代衣钵掌教之位，再拉回至金盖山派系（谎编李泥丸是传伍冲虚外丹及神通之师），以抬高金盖山派地位，于是闵小艮谎编出《伍冲虚律师传》。妄自篡改龙门掌教真实承传历史；妄自篡改伍冲虚真人二著中公开的真实历史；随心所欲地按闵小艮之需要，系列谎编出：伍冲虚师从于龙门派第七代道士曹还阳，谎言伍师从于赵复阳、王昆阳，谎言李泥丸是传伍冲虚外丹及神通之师。谎言伍冲虚传衣钵于谢凝素、姚耕烟。

伍冲虚真人著作中，在最显要位置自称"三教逸民"，示非僧、非道、非儒。连道士都不是，何能当龙门律师？何能当衣钵掌教？

伍冲虚真人唯有一师，乃邻里、南昌武阳里，相距伍祖家三至五里许的"三教逸民"曹还阳真人。伍冲虚真人于1593年逢师，1594年得传入手炼己、孕、调药口诀及外金丹（受曹祖考查）。1602年春炼己孕、调药功成，炼完三百个合格小周天。同年夏得传五龙捧圣口诀，采大药、服金丹，修成地仙果证，实证长生不死。1612年得师全传，1615年自愿代师祖李虚庵完广开教门之愿，开始收徒。首徒为明宗室吉王朱太和，亦后之衣钵传人。又于南昌、南京开办道隐斋收徒还愿。从不云游，更不于道隐斋外收徒。以上

五 《古书隐楼藏书》不过旁门小术

可参《伍柳天仙法脉》中《伍冲虚真人传》，岂容闵小艮之流信口雌黄，无中生有，胡乱谎编。

考王昆阳真实历史记载。1618年于王屋山初遇赵复阳后，直到1628年于湖北九宫山再遇赵复阳时，才被赵收徒并传衣钵为第七代衣钵掌教，直到1680年逝世，方传衣钵于谭守诚为第八代衣钵掌教。这是真实历史，已不可能篡改。

试问：1602年已实证长生不死、得地仙果证者之伍冲虚真人，如何去求学于十六年（1618）后才初逢师而无际遇，二十六年后得传衣钵之王昆阳呢？王昆阳所承传者，乃入世间法之俗法，其得际遇清顺治、康熙二帝者，乃借全真派第五代掌教邱处机老仙祖之光（盖二帝不能分龙门为全真之支派；不能辨邱祖并非龙门派创派祖师）。王昆阳所宣讲之《碧苑坛经》（被闵收入《古书隐楼藏书》首册），公开宣称：肉体必死，只能精神长存。此与长生久视之仙佛正法，实南辕北辙。难道早已实证长生久视之果的伍冲虚真人，反会去向王昆阳学死吗？

伍冲虚大隐（不是如王昆阳、沈太虚、闵小艮之死亡轮回转劫）于1644年，王昆阳于1628年至1680年一直任龙门第七代掌教。这都是已经过去的真实有据之历史，不能篡改，不能抹煞。若按闵小艮《金盖心灯》所谎编，则从1628年至1644年，龙门派由第七代掌教王昆阳与第八代掌教伍冲虚，共同掌教。从1644年至1680年再返回由第七代，王昆阳单独掌教，有是理乎？

全真派与龙门派是不同的。龙门派是全真派的一个支派。全真派衣钵承传由德行挑选，可师徒也可师兄弟承传。龙门派由邱处机十八大西行弟子中唯一先死于往西行去见成吉思汗途中的弟子赵道坚于西行之前所创（其余十七弟子皆未创派）。龙门派之衣钵承传，是严格的师徒承传。因此闵小艮既谎编伍冲虚是第七代龙门道士曹还阳之徒，就根本无权承传王昆阳之

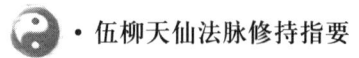

衣钵。

伍冲虚真人于《天仙正理·后跋》中明示:"谁知我而求?抑谁知我而能求?由我非方外之士,游遍四方者……不过隐处一小小道隐斋而已。"伍祖只在南昌与南京的道隐斋中,收度有缘之徒。从未云游四方收徒。闵小艮在姚传、谢传中信口雌黄,神龙活现谎编的伍冲虚于云游中收姚、收谢为徒之文,文辞再好也是枉然。

综上可知:伍冲虚真人的真实承传是:

邱祖在四川碧阳洞,以教外别传,出世间法之仙佛正法传给原为龙门派教内第五代弟子的张静虚老祖,张奉圣命广开教门。张祖得道后,已无尘俗名利之心,并未改名。单传李虚庵老祖,李传曹还阳,曹传伍冲虚,伍传朱太和。所承传者是教外别传的出世间法,能实证长生,成仙了道之三成渐法;与王昆阳龙门派教内所传入世间法完全不同,更无承传关系;与闵谎编的李泥丸根本无瓜葛;也未收谢凝素、姚耕姻为徒。闵小艮出于抬高金盖山派以抬高自己创派人的目的,以编所谓心灯为名,随心所欲将伍冲虚抬上龙门第八代衣钵掌教宝座,再通过李泥丸拉入金盖山派。

为剽窃柳华阳真人二著成果,闵小艮无中生有地谎编出《谢凝素律师传》(姚传仅为谢传作铺垫而已):"嘉庆四年,有僧称柳华阳者,寓京师之天坛东侧,年约四五十许,有谓安庆人,有谓武进人。余慕而造访。出示著书,目同而文小异。今且付梓。柳华阳讵即凝素子欤?抑其元裔欤?总之仙佛一家,今古一时,万灵一性。何谢何柳,书传则幸云。"文辞虽华美,居心太叵测。明明想剽窃别人的东西,剽窃了还此地无银三百两,故示大方地说,这是你的吗?是你家的吗?管他你的我的,从你那里拿出来就好。真正阴损到极点。但是,既然是谎言,必有漏洞,今揭之如下:

首先,时间上有大漏洞。嘉庆四年,闵小艮根本不可能到北京。因为闵小艮自诩,也被同时代多人认可,四十年未出金盖山。闵死前一年最后著作《还源篇阐微》序中说："得归山四十余年矣。前二十年方自拳拳于外摩内省之功。"（这是他自吹自擂，他不想也无时间练功）道光三年被捕经保释后闵言："徒以庐舍山基，因心议复，欲罢不能。匆匆于今，又三十载，计所事者唯此。"这才是闵说的真话。入山前四年，他争庙产、搞募捐，逃债务、打官司，有时连饭都没得吃。扩大建筑群，忙乱不堪重负，哪有时间（当时往返北京要数月）精力财力去做这种核对文稿、对当时无关紧要之事，他的精力在扩充建筑庙产上。

嘉庆四年，北京三亲王邮驿书写四匾给四大主体建筑，极大地抬高了金盖山之声望影响。若闵小艮嘉庆四年去过北京，他必然会亲自去三亲王府，恭迎回三亲王所赐四真匾（而不会邮驿书写于纸上之匾文）。那种气派，声势影响不知要高多少倍。闵小艮会放弃这种机会与殊荣吗？绝对不会。足可旁证闵小艮于嘉庆四年未去过北京。

其二，《慧命经》中，记载雍正年间神僧寂无禅师在太邑的神通显化事迹，尤甚是指导重要功法之文。考闵所谎编的谢凝素为康熙时人，如何能于著中预先写出数十年后，雍正年间，寂无禅师显化神通之事迹？更如何能够出现后世之人，能传授仙佛功法于前世之人之奇事？绝无是理！有以上两条就可足证谢凝素著《金仙证论》、《慧命篇》必是谎编之文。

其三，地点也不对。柳华阳为悯真修者不能入手，嘉庆四年写出了最后著作《后危险说》，补足了仙佛正功之全法。此著写于北京前门外珠市口仁寿寺。该寺主持了空是柳华阳弟子，仁寿寺地处北京最繁华之位置，为王公大臣们下朝时礼佛之处。闵小艮谎编谢传时，远在数千里外，不可能想到此。仅凭猜想柳华阳真人会住于较僻远、便宜、安静之天坛东侧。

其四，柳华阳《金仙证论》出版于1791年，《慧命经》出版于1794年。此时正闵小艮赴云南谒黄守中换书后，游学于吴、楚、燕、赵各处之时的六年中。如果二著果系谢所著且又很重要，闵小艮为何不寻柳华阳校书讨回版权？（如闵讨回纯阳宫房产庙产。如闵到云南之换书）这可旁证，闵手上根本无其谎编之谢著二书。

其五，闵于道光六年后，专注于著《古书隐楼藏书》三十八本书时，为何不辑入《金仙证论》、《慧命经》二著。此二著乃仙佛正法，远远胜于闵所编辑的三十八本著作。二著与闵之三十八著乃正旁之别，这既说明谢根本就未著此二著，又说明闵根本不知正旁之别。又，读者从闵三十八著中，看到伍冲虚、谢凝素、姚耕姻的姓名了吗？看到三人的事迹及著述的支言片语了吗？没有。伍、谢、姚只在道光初年金盖山派未被取缔前对闵争名利有用，道光六年后编三十八本书时，只有李泥丸对闵小艮争名利有用。

综上可知：闵小艮于嘉庆十五年写《金盖心灯》七卷之目的，就是要谎编伍传、谢传，将伍冲虚推上龙门第八代掌教宝座，再纳入金盖山派系，并剽窃柳华阳二著为谢凝素在金盖山之著作，巧取豪夺当时如日中天的伍、柳声望地位，抬高金盖山派以抬高自己。不料其野心企图于道光初年，被其传取生人脑炼外丹邪术，彻底摧毁。闵被捕入狱，金盖山派遭当局取缔。

3.《李泥丸传》无稽荒诞

嘉庆十五年，闵小艮以《金盖心灯》原七卷为幌子，企图达到巧取豪夺伍、柳二真人声望地位成果的目的，不料想在道光初年被捕入狱，金盖山派被取缔后，妄想彻底破灭。道光六年后，闵被迫将精力放在著书立说上，原《金盖心灯》七卷已失去利用价值。为此闵补写了第八卷，亦以此为幌子，补入他精心谎编的《李泥丸真人传》。以无限制地抬高谎编的李泥丸的地位，在各种著作中来抬高沈轻云与自己的地位。在三十八著中，随心所欲、矛盾百出地拔高李泥丸的地位，来推销神化他的理论。

卷八《李泥丸真人传》云："李泥丸真人者，名字不之详，或谓小童君（按：小童君即东华青童帝君，又为少阳帝君）。按之书，初现于宋，再显于明。国朝则七至南土，意在一儒……稽其七至之由，特以度我轻云子（姓沈有传列卷四)。……或谓曰蜀人。其太上之化身欤！然近闻有见于王屋山者。殆驻世神仙也。"

谎编李泥丸为驻世神仙，可能是少阳帝君（这便抬沈与钟离权同辈了。作者注），还可能是太上老君（抬沈至钟离权之上了。作者注）。宋时出可决人生死，明时出可唾铜为金。清代七次出现，专为度沈太虚。果真如此，则金盖山派之地位将无与伦比。因闵之师兄沈轻云（已死）及闵至少与吕纯阳同一辈分。更何论刘海蟾、王重阳及王之弟子北七真及张紫阳等南五祖，通通皆沈、闵之晚辈，更何论邱祖弟子中创龙门派之赵道坚、中兴龙门之第七代衣钵掌教王昆阳哉！不知闵编谎时，想到欺师灭祖罪没有？

可惜的是，闵小艮传记中之李泥丸，不过是《太平广记》、《杨氏逸林》等小说故事中人物，连姓名都不确知，更不知为何时代人，此处指为三国时代蜀汉人，更不知承传及如何成仙的。

《古书隐楼藏书》三十八本中所记李泥丸，随心所欲，矛盾百出，读者如坠五里雾中，莫衷一是。如《琐言续·自叙》云："吾道得之于太虚翁。翁为驻世神仙泥丸李真人手度弟子。翁姓沈名真阳，亦名一炳……所授余者，悉为泥丸真人口授。真人生于蜀汉，学得谌母传，著有《阴符经注》。唐代时犹以术法闻者，自号八百。乾隆间三至湖州，五游松郡。……太虚初会于吴兴之何山坞……诚请事，因成师生。太虚时年十六。"此处与李泥丸传皆云生于三国时代之蜀汉。

《天仙心传》自序云："吕祖悯之，肇启医世一宗。我祖泥丸李翁，默相辅相。"则李泥丸为唐代求法之人，且为吕真人以后之人。

《天仙道程宝则》第八宝则中云："泥丸氏曰，端坐习定采取之秘诀，传自翠虚翁。"则李泥丸又降为宋代陈泥丸后之人。

《如是我闻》开关中云："编中援引屡标我祖泥丸李翁。疑编出自西川陈翁口授。"则李乃为宋代人。

《天仙心传》于天仙功夫注释中云："白祖琼琯先生悯之，才著《修仙辨惑论》以授世……我师泥丸氏体之，谓可直承吕祖三尼医世功诀入手。"则李泥丸又降为白玉蟾之后学。

《天仙道程宝则》第九则中云："余昔得之于何山之麓，为我师泥丸氏口授。则而行之，遂有今日，真天仙家不传之秘。我师得之于张无我律师，律师得之于南宗白祖。白祖得之于翠虚陈祖。……余荷师授，百日筑基，十月胎园，行三年之乳哺，养十载之忘忘。计自了当，迄今又二十有五年矣。得子而授，重负释焉。"考张无我为元代人，自1450至1522年任龙门第五代掌教，则李泥丸又降为元代求法之人。

从以上闵小艮部分重要著作中可知，闵抬出的他们天仙大法的传授人、谎编的驻世神仙李泥丸，闵既不知其姓名，又不知出生于何朝代，文中从蜀汉、西晋、唐、宋、至元代，都是其出生求法年代；更不知师承何人，一云师承谌母元君，又云师承龙门派张无我。由此可以肯定地说，谌母元君是绝不可能传法于李泥丸的。据文献记载，谌母元君得法后，奉师命驻世，专等传法于许旌阳帝君。许旌阳与其前师吴猛真人，同往求法于谌母元君时，谌母元君独传法于许。示吴猛德行未充，后当反师从于许真君以求法。又有一点可以肯定，世上若真有李泥丸其人，则亦不过尘世中之修仙求法者，绝不是李传中被狂吹乱捧的少阳帝君，甚或太上老君。

综上所述，可看出闵小艮著中之李泥丸，扑朔迷离，无限神化，矛盾百出，当是一个虚构的谎编人物，用以欺哄读者，表现出闵的心虚，不能自信其所著使读者信服。此外还有以下三点，供思考。

其一，李泥丸若真为驻世神仙，已能长生不死，又专为传法于沈太虚而七至（沈传云三遇。本是谎编，当然不能自圆其说。作者注）其处，且又云沈尽得李传。试问，沈、闵为何不能如李之长生不死，证人仙小果？二人皆七十九岁便不能不死。

其二，闵小艮于其真正炼功处，瑶坛赞化宫葆元堂中，供奉的是吕、邱、白、黄、沈之像，沈太虚前是黄守中而非李泥丸，足见闵小艮真正炼功的时候，根本就不承认李泥丸是传法者，李泥丸只是他著作中编谎哄人的手段而已。

《天仙心传·自警篇》云："道光甲午仲春之望，地曰瑶坛，宫曰赞化，堂曰葆元，中奉吕、邱、白、黄、沈真。乃属累行积功之所。"

其三，闵小艮内心是很渴望长生的。这从他追求尊崇黄守中的行动中可以看出。可惜的是闵无仙缘，不识同时代真仙柳华阳真人，因此他根本不知仙佛正法的理、法（更何论诀、景、旨），不知正法能真正长生不死之理、能真正修仙还性之理！他所闻所见皆世俗入世间法，不得不信，肉体必死，精神长存的入世间法。因此，他们虽套用仙佛正法中术语，如百日筑基、十月怀胎、三年乳哺、九载还虚，却根本不知其理、其修法、其真实所指之事。沈、闵不知百日筑基就能长生不死（如因宗教信仰，不得不死，便可如六祖惠能一样，不做任何物理化学处理，能肉身长存。作者注）。

筑基就是筑成能胎神之基。仙宗为得金丹，证地仙果。佛宗为得漏尽通，为得能向上修菩萨、修佛的金莲宝座，证金刚不坏之身的罗汉果。十月胎神、三年乳哺（要一起修）就是得证初阶天仙之果，出阳神并能至少一个半月不能有一次意念闪动，一次口鼻呼吸，且六通俱全。佛宗就是证第八地初佛果，能一定四十九天无一次闪念，无一次口鼻呼吸，已证三身四智。得此果证后，未了尘愿者，居尘了愿暂不修向上九年还虚之功。若尘愿已了，从修向上九年证性还虚之功起（修九年证性还虚之功，就用真正之顿法。作者注），便绝对不再介入尘俗之事。这便是修证仙佛正法之理。修得果证，一得永得。而沈训示闵之言，可谓毫不知正法之理。其曰已炼完百日筑基，为何二人皆七十九岁就死了？既得金丹，元炁就不会绝，呼吸就不会断灭，有口鼻呼吸在，如何会死？更可笑者，既炼了三年乳哺，要驻世了愿，就不能接炼十载忘忘之还虚。沈不仅接炼了十载忘忘，并言计自了当，迄今又二十有五年。不知沈忘忘（忘忘就是不再介入尘俗，一定八万四千劫，性光耀古今之顿法。作者注）了什么？不知沈了当了什么？为何又贪恋尘俗二十五年？伍冲虚真人之师曹还阳真人、师祖李虚庵真人还虚后还有过报道记载吗？伍冲虚真人自愿代师祖完广开教外别传仙佛正法之愿，李、曹二真人方能还虚证性。伍冲虚广开教门后，有度道隐斋中既未违戒又未证果之转劫弟子（如李羲人等）之俗累，至今不能还虚，留驻尘凡，才于百年后出度柳华阳真人。可叹可笑如闵小艮之尘世学者，空闻仙佛正法术语之名，而实不知其理、其法、其事。却大言不惭、装神弄鬼、自欺欺人，连钟、吕所传三成全法中，相当于幼儿园之学的长生不死人仙功法，皆不能真知，不能实证，因此不能免死、不能逃死，轮回转劫，却侈谈天仙功法，妄想顿法成真，自欺欺人，自误误人，诚可悲可叹也。

（存诚子注：静虚子先生系伍柳天仙法脉授业弟子，有责任对与伍柳丹道理法相关的方方面面，进行澄清，辨明是非，以正视听，以免贻误后来修道圣真；非为意气用事。）

六 黄元吉绝学不可妄解

——略评《颠倒之术》

近代仙学巨子、丹功名学者、前道学会长陈撄宁翁私淑黄元吉真人玄关一窍绝学以来，当世丹功名家皆推崇备至。真修实悟者，更仰戴为不二法门。近日惊闻，1899年即创"敲竹鼓琴"的张执阳，便是黄门"直指单传"嫡传第一代的"一代宗师"。可怜陈翁虽自1905年后，便广游名山，虔诚访求仙术，却无缘得遇。1933年后，陈翁以刊物大弘仙学，实有弘道大功。1961年后，陈翁被尊为全国道教协会会长，更私淑仰慕黄翁玄关绝学，但苦求而不见黄门嫡传高人，无缘亲聆教诲。惜哉！圆顿子撄宁翁！

M先生在《颠倒之术》"编者的话"中，即以黄门"直指单传"第四代传人自居，文中又云，已实得师门九层功法的前七层。对黄门精华至宝、玄关一窍，理当洞彻精微，如数家珍。解奥之文，当与黄元吉真人传世佳著若何符节。可是M氏解奥，在很多理法关键处，与黄真人二著，南辕北辙，背道而驰。M氏解奥之依据，本于该书"九层十法真传"，其真正师承，实本于张执阳。张执阳所传乃安乐法门，后天小术也；黄真人所示为传统正功，天仙大法也，其传承张氏之学，以之解奥黄翁真传，实弘张抑黄也。夫以后天安乐小术，解奥先天传统正法，岂能不妄不误？略举数则玄关理法，黄翁与张氏根本处，互相矛盾对立之论如下。

（一）黄翁以受胎成形，示玄关之理为修先天性命，M氏则执父精母血后天色身为本。

M云："真与正的标准，集中表现在三关九窍中的讳莫如深的为首一窍玄关。因这一窍是人体受胎成形的起点，即父精母血，即性与命、神与气的合成物。"（《颠倒之术》，第300页，人民体育出版社，1993版）

传统丹功常以受胎成形之理，示人逆修返还之法。受胎时，父精母血只能成就凡体色身，并非神气，亦非性命之根。有情生命之根、之主，乃先天性命。先天之命，乃太虚一元真炁。先天之性，本在炁中，静合为一；胎息一起，由先天一炁动分判出隐藏于历劫不坏之种子中。凡有情之物基于持种之因，再由一念之不持，贪淫欲而入胎受种。先天性命的太虚一元真炁，亦同时入胎受种，化生诸多不同有情物类，此即有情生命之主、之本。父精母血，仅人及有情物受胎成形，后天凡体色身之本，仅先天性命暂时寄居之屋舍而已。传统丹功，借后天有形，逆修返还此先天性命，方可点化阴神，转识成智。引黄翁著述为证：

"若论养丹之道，生神之理，实与凡父母生育男女无异，亦与凡候之投胎夺舍相同。所分别者，凡人生之受气，成就一个有形有色之体，只因一念不持。"（《乐育堂语录》，第95页，上海古籍出版社，1990版）"人未生以前，此气浑於於穆，同夫太虚一炁。自念头（历劫不坏持藏种子见有情物性欲交媾动淫念。作者注）起处，不知不觉即落于父精母血之间，然而此时只有精血一团，无有形骸肢体。……于是有个腔子，我之元气即附于腔子之内……要皆元气伏于腔子里，而后才成一身一形，内有知觉之灵，神明之辨也。后之人欲修金丹，以成金仙，又岂可离此腔子而外有所图哉？"（同上书，第132页）

（二）求玄关的心印法诀有根本差别。黄翁传承天仙大法；M 氏无旨无法，并妄指山根、上丹田为玄关。

传统正宗丹功，历世所分南北二宗，东西两派、文始派、隐仙派，乃至今人所谓"中派"，众位已得道仙真，皆以同一求玄关心印、法诀，入手孕、调药而求得先天一炁即小药作丹头。

玄关心印在下丹田外鼎处，和合神炁求内鼎。若不知鼎器、药物、火候之要妙，微阳生与小药生不同景征之玄秘，按法诀于外鼎处，求得内鼎，先立玄关之体，则亦不能真得玄关之用。若不得内鼎，妄执色身固定处所，无论上丹田、中丹田、下丹田，乃至身内身外任何固定处所为玄关，皆是门外汉之妄语。

玄关外鼎器在行孕、调药之功时，虽在心下（绝非山根或上丹田）肾上的空间内浮游混化；当内鼎一立，功成景现时，机发成窍，必归根于下丹田中的炁穴。古真与黄翁以"窍中窍"示之。前一个窍字，即是外鼎亦示下丹田；后一个窍字，即是内鼎亦示炁穴。即玄关现于下丹田，黄真人悉遵传统功法。引证如下：

"吾示玄关一窍，是修道人根本，学者先悟也。不比中、下二乘，说窍有形可指，有名可立。尔等须从混沌又混沌（此既隐示混化先求微阳生，再求小药生，求内鼎之法。学者当具双眼，不要误认无故重复是幸。M氏注），方有丹药底本，神仙根基。"（《颠倒之术》，第154页，人民体育出版社，1993版）"此个中字，所包甚广。其在人身，一在守有形之中——朱子云，守中制外。夫守中者，回光返照，注意规中，于脐下一寸三分处（在外鼎处），不即不离是。一在守无形之中（求内鼎法。M氏注）——《中庸》云，喜怒哀乐未发之谓中。"（同上书，第254页）"此个气穴非有形有象，肉团子上，是神气合一之气穴也。神气聚则有形，神气散则机息……金鼎非真有鼎，玉炉非真有炉，亦无非神气合一（求内鼎。M氏注），凝聚于气海之旁，即男子媾精之所，女子系胞之地（在外鼎处。M氏注）是。"（同上书，第95页）。"古云，入定功夫在止观。何以止？止于脐下丹田（在外鼎处。M氏注）。盖心止于脐下曰凝神，息归于元海曰调息。"（同上书，第110页）"时时以神光直注下田，将神气二者收敛于玄玄一窍之中。"（同上书，第32页）

为了防止不得真传之修士，下手兴工，即把上乘法中纯神还虚、合道圆性之外鼎器上丹田，误当成初成筑胎神之基法中孕、调药之鼎器，而不能求得先天一炁，黄翁特示："此性原在离宫，理宜离宫（此处离宫指上丹田泥丸宫，非指中丹田绛宫。M氏注）修定，始见本来性天。不知此特气质之性（色身轮回之本。M氏注），而未可言虚无之性也。学人欲见真性，求之离宫难矣。唯有坎宫（明示下丹田。M氏注），是我先天一点真正乾阳（仙佛真种，复性之本。M氏注）。下手兴工（兴工二字，当具只眼，乃和合神炁求内鼎也。并非一神自凝之孤修。M氏注），即从此处神光了照，久久自见本来面目。"（同上书，第97页）

真修实悟者当知：M氏所传张执阳的初成法中，以凝神守山根为得玄关窍，对传统正功而言，此不过是收摄六根、意专一缘，为兴工前之预备工作而已。若不能意专一缘（第六识之本性即变异不停，迁流不居。初修之士，未得金华，何能相因？真专一缘），只能算是休息；若偶有修者，以此为法，苦炼而能一神自凝、毫不动念，亦不过阴神家活计，只可出阴神；万不能得先天一炁为丹头，亦无真正果证。盖人生出胎，后天口鼻之气一起识念即沿息而进，从此后天主事，先天之性隐泥丸，先天之命藏炁穴。性命双修之入手兴工，必须专意凝神（含先天之性）于下丹田藏先天命之处，以性求命。古真云：真土擒真铅；火烧苦海；水府求玄；鬼窟盗宝。

M氏执张执阳之传承，谓不须苦修即得玄关。如"以右手中指，从他的祖窍（上丹田玄窍。M氏注）直下祖脉（督脉上端鼻准。M氏注）再旋回至受传者的祖脉沿鼻柱上到祖窍，'指点'而言曰：'玄关就在两眼之间。'这就是学人中常说的'真传一句话'……故不惮背叛而全盘托出"。（同上书，第301页）M氏于初成功法亦重复此指（同上书，第323页）。所谓"一脉真传"，有人指明即得，不修而有，知之常存。何等炫人？不必知孕、调药之鼎器、药物、火候，不必苦炼孕、调药之功，亦不必辨孕药及调药功成之景征、迅即采封小药入炉，这些都是传统功法中口传心印、秘而不宣之玄密。贪求速成者，妄图省事，不知真诀之混徒，正好乘机胡混骗人，欺世盗名。

M氏在其二层功法中云："气息绵绵若存，尽性至命玄牝门行将修命了性。趁此阳生药产，正好入牝出玄。"在注释中把两眼间与脐下形成的细微绵绵若存之息，称为"玄牝之门"，并谓见此就是阳生药产（不分阳生与药产。作者注）。又云："了性是完成采小药结外丹的任务。"云："入牝出玄：即是采药、修命了性……出玄实为入玄，即把药采归玄关之内的乾鼎，即后天的离宫。"（同上书，第325页）

这些徒用丹经之名，更多创新名，及似是而非之言，正可哄骗未入门之学者。其实与传统丹功绝不相同。

传统丹功，阳生为孕药功成之证；小药生为调药功成之证；各有景征。从阳生至小药生，必有调药之功。不知鼎器、药物、火候及心印，不可能行调药之功、得小药生之景征。玄关与玄牝，皆小药生时同时显现的不同景征。古真示神觉、觉为玄关，示炁觉、觉与息（后天呼吸）觉、觉，炁气同根，相关互用，橐籥之相自现，阖辟机缄自成之景征为玄牝；更示神炁和合，相禽互蛰，互感潜通为"时至神知"、"阳光一现"。不得真传，不能真知实悟之棍徒见伍冲虚祖阳光一现在明堂之文（阳光一现、二现、三现，五龙捧圣等名，皆伍祖首先著文示出。作者注），杜撰出玄关在两眼间上丹田之论。吾今不惜罪过，特直指"阳光一现"为"对斗明星"，又玄牝之门者，求玄牝中法门也，即求玄关之法。紫阳翁《金丹四百字》首先直示，黄翁亦遵其法。M氏当思，吾前面所注"混沌又混沌"之文及吾前云神觉觉、炁觉觉、息觉觉之语。今再重申：若不知"寂寂、寂寂、寂寂"，"觉觉、觉觉、觉觉"之所指，即不知玄关、玄牝。若妄论，只是三千六百门中之法而已。

初成筑基之法，除求玄关的孕、调药法外，还有按序接行的小周天功与采大药功、服食大药功。其中孕、调药与小周天功的鼎器、药物、火候皆不同，岂可混云小药入乾鼎上丹田中。若此，连鼎器不同都不知，遑论其他！须知，药物、火候本仙宗至密。

黄翁所示很多，今仅引三示："丹经谓之阳生，（阳生与药产同言时，指微阳初生。单言时亦可指小药生）采取，药动河车，皆自然之道，无非气机之大小（药物与火候）有不同，而河车之大小（鼎器）亦个别也。"（《乐育堂语录》，第87页，上海古籍出版社，1990版）"既知采药，尤要明得炼丹、知得服食。采药是阳生时事（微阳初生，采以调药），是二候采牟尼，前行短法（调药之鼎器、药物、火候，不同于后行长之小周天）；炼丹是阳壮（小药生）时事，行子午卯酉四正之功（小周天功）；服食（采大药与服食大药功）之时，是药气收归炉内，慢慢温养。"（同上书，第195页）。"无奈而今之学人只道守中（孕、调药守玄关法）一则，是历代圣人心法。始而守有形之中（在外鼎下丹田处），继而守无形之中（用文、武火候和合神炁求内鼎）即可成仙作圣（可惜只能温养下元，颐养天年）。岂知守中得药，只算半边学问（仅指初成筑基法中的半边学问）。……尤要明采取之法……以之运行河车不难矣。"（同上书，第129页）

初成功成，仅补足后天色身之漏，筑成胎神之基，仅"金来归性初"；中成温养道胎，至出阳神功成，始可称还性；上成顿法还虚合道功成，始可称还性而"了性"。黄翁于其《道德经注释》第五十一章、第七十六章注释中，皆略示全功。皆有中成十月温养之功；上成三年乳哺与九年面壁之功。M氏岂可在其第二层功中，妄称孕、调药求玄关的初成部分功成，得小药便为"了性"，遂贪求速成者之所好。欺世人焉？欺黄翁焉？既了性还有何修？

（三）《悟真篇》首示唤龟招凤筑基权法，张执阳东施效颦，徒用其名，妄解其旨。

紫阳仙祖于《悟真篇》中，首示："敲竹唤龟吞玉芝，鼓琴招凤饮刀圭。近来透体金光现，不与凡人话此规。"指点漏体之人，当先修初成筑胎神之基的权法。历代得道仙真，多有同指。不得真传之人，却常如张执阳、M氏一样，往往随意妄解。余今不惜罪过，略加直指。

此诗第一句示先行孕、调药之功，求取白虎首经至宝即先天一炁、即小药。敲竹（虚心实腹，凝神炁穴）唤龟（孕药功成，微阳生后，再调药）吞玉芝（玄关现、玄牝出、小药生，二候采牟尼）。第二句示接行小周天功，团聚刀圭内药。鼓琴（立天心斗杓，意鼓息吹，火逼金行）招凤（四候有妙用，抽铅添汞，还精补脑）饮刀圭（六候别神功。行一得玄妙机小周天后，神炁和合，戊己二土，凝成刀圭内药）。第三句示三百个得玄妙机小周功足，当行采、服金丹大药功，筑完胎神之基。故云，近来透体金光现（一粒金丹吞入腹，我命由我不由天）。所以唤龟之功，必当在招凤之功前，岂可颠倒胡混哉？如若不信吾言，请看黄翁之教：

"破漏之人与年老之体，后天铅汞将尽，性命何依？不得不用敲竹唤龟、鼓琴招凤二法（故称权法，而非清净正法常法），而后有玉芝灵苗（真土擒真铅，孕调药功取先天一炁即小药），刀圭上药（真铅制真汞，铅汞归真土，小周功后凝珠成象，团聚成内药），可采（二候采牟尼）可炼（四候有妙用），化凡躯为乌有，结圣胎（近来透体金光现，筑成胎神之基。初结胎，看四正，中成功前期，必有四正温养道胎之功）于灵关（土釜黄庭）。火候至密（尤其是小周天功的程限规则），非得真师口传，万不能洞彻精微（不与凡人话此规）。"（《颠倒之术》，第122页，人民体育出版社，1993版）。又云："若夫年老之人……故老年人气血已枯，竹若不敲，安能大觉（小药生玄关现、玄牝出之时，至神知的觉觉、觉觉、觉觉）？琴若不和，安得长神（小周天功之乾坤交媾，抽铅添汞、还精补脑）？故解敲竹者，即寂然不动（寂、寂、寂），感而遂通（觉、觉、觉），皆示孕药真功心印。唤龟者，即礼下于人（凝神下丹田），心有所得（先得微阳，再得小药生）。至鼓琴一遇，以真阳一到（小药生时玄关现、玄牝出，橐籥之象自现，阖辟机缄自成），自鼓荡其阴霾（小周沐浴、升降四候妙用），和合气血（凝珠成象），团聚内药也。"（同上书，第114～115页）

M文却云："张执阳宗师发掘古道经窍潜力，创编出两套新功法，即'鼓琴招凤'，与'敲竹唤龟'……鉴于古道纯赖自力更生，更发现太虚中还有某种不知名物，可以根据天人相应原理，用人功予以招徕，补我之不足。故对太虚不明物给予强名曰'太虚真气'，并形象地比喻为'凤'，即以'鼓琴召凤'名之，所谓'琴'即生理上的鼻腔——弦，即橐籥，即入静后的细微呼吸……这些都是从实践检验肯定而后发明的，故张执阳成一代宗师，可惜碍于清规，初只直指单传一人，二代传我师等五人。"（同上书，第327页）"鼻腔中空如竹，用橐籥予以敲叩……灵龟即尾闾关内命宫中的命气，人们命蒂、命根。灵龟化气升腾……而目的是'徙于南溟'亦即'图南'。'南'者，玄关也，脑也，泥丸也，先天'乾鼎'也，后天离宫也。不知这些玄机奥秘的真谛，很难理解老、庄和《参同契》。"（同上书，第331页）M氏的招凤之功在前（M氏三层功），唤龟之功在后（M氏五层功）。更妙的是，M氏自诩："这两部功借助外援的功法，除我为文提供外，再无人提及。喜被纳入《中国功法百家》及《中国流行气功选》之中。"（《颠倒之术》，第124页）

此本《悟真篇》首创示之法（创自古仙真，首示自紫阳仙祖。作者注），张执阳与M氏皆不知其旨，连层次都不清楚，更遑论功法、心旨？徒用其名，东施效颦亦不羞乎？妄解经旨以假乱真，不亦损乎？后天小术自诩风骚，不亦狂乎？何必强不知为已知，东拉西扯，借老、庄、《参同》遮羞，诳唬后学！而实不解玄机奥秘的真谛，因此吾今更为说焉：

丹经凡云橐籥、阖辟，皆示炁气同根、相关互用之机。悉示武火片时之功，消阴复阳以成"盗"机（清净正法视为权术、助功，不得已而不可不为也）。岂可按M氏以"入静后的细微呼吸"的文火解之？（文火虽是清净正功，单用亦不能得其用）。若此之辈，实未得真传，不知火候之旨矣。初成功法的三个层次中，皆有文、武火之交相互用。龟非玉芝；龟乃命气，孤阳不生难作丹头。玉芝指先天一炁、小药也，乃含汞之铅。龟欲成玉芝，须调药之功和合后天性命，阳生阴长，白虎首经始出。古云："元黄若也无交媾，怎得阳从坎下飞。"小药只能采封于炉内，如达摩大师所云：二候采摩尼。黄翁借用《悟真篇》之语，以"前行短"示之，则已明示此炉并非张、M二氏所云"乾鼎"泥丸也。入炉温养后，炉中火发，始可行小周天四候有妙用之功，升乾降坤而乾坤交媾。若问坎离交媾的炉在何处，只能漫应曰在心下（可知绝非山根或泥丸）肾上，具体位置只能待口传。

清净正功，非安乐小法，更非旁门小术与左道邪术，岂可于身外别有所求？前文以受胎成形示玄关之理时，曾明示先天性（一炁动分后隐藏于历劫不坏种子中，并非轮回种子，幸勿误会。作者注）命（太虚元炁。此非M文中同名之所指。作者注）已于受胎时堕入色身之中，今更直指其藏于色身内之太虚中，不生不灭、不增不减、无垢无净。古德云"吾有一宝，秘在形山"；古真常书一"中"字，示人寻求之。恩师有诗云："片时成六候，一刻会源头。大道从中出，元机莫外求。"若此正理，欲求天仙清净正法者，绝不可有丝毫怀疑变通（常叹不得真传学者，对示真法者，盲而不知，妄评繁琐不清净。口中空喊清净；行功实在外求；何曾真清净？岂知仙佛正宗清净之真旨哉？作者注）法则，向三千六百门、八万四千法去问津。

今再以尔托庇的黄翁之教证之。

"所谓真一之气，乃鸿蒙未判之元气，混沌初开之始气，生天生地生人生物莫不由之；成仙成佛亦岂外是。以故修道之士，必于此气认得清以后，才有作用。其在人身，虽贯乎精气神之中，而实无迹可寻。非口鼻呼吸之凡气，非虚灵知觉之灵气（灵觉识神，虽含玄影，却非真性），非坎离心肾之动气（后天神，熏蒸温养，亦非命本）……先天则生乎阴阳（静本合一，胎息为界，动立判分），后天则藏于阴阳（金藏矿中，玉隐石内，后天生化，悉由主宰）。"（《乐育堂语录》，第69页，上海古籍出版社，1990版）并棒喝直指："第后学浅见，不知人有清浊明暗，皆是气机运行，而专以气之清明，寻虚无一气；而于昏浊之际，则以为不在也。讵知此个元气，不因清明而有，亦不为昏浊而无。"（同上书，第43页）

如上所述，M氏真正传承的张执阳《内丹功九层十法窍诀直指》与黄元吉真人传世二著精华初成功中，求玄关及小周天功的理、法、诀、景、旨，在关键处根本不同。岂可妄称为黄门绝学？从光绪十年（1884）黄真人自著《道德经注释》至庚子年（1899），仅仅十五年，张执阳就背离师门正法而自创新法，若张果系黄门"直指单传"的衣钵正传，岂非有欺师灭祖之嫌乎？已传承载誉寰中的高师衣钵者，会如此吗？尝思聪颖如白祖自幼从师，侍师始十年得初成之法，侍师十二年始得传三成全法。又如证大成之伍祖，侍师十九年，始得全传。二祖皆深怀师门厚恩，每自叹侍师时短，恐难得全旨；更皆倾全力，著书度世，弘扬师门传统正法，皆证大成正果。对比二真人，张执阳不亦狂乎？又 M 氏之师龙腾剑氏，在1919年亲出《重刊乐育堂语录跋》，并未冒称黄门弟子。故其在距光绪十年短短三十五年内，就不知开山祖师、晚清鸿儒黄元吉真人为何时代人，竟妄指为元代净明派名道，同名的黄元吉，落为笑柄。即此三据，M 氏岂可妄称张执阳所传为黄门"直指单传"之嫡传？

圆顿子生前，欲钩玄黄翁之学而未果。吾本不欲多事，因 M 氏迷于张执阳后天安乐小术，妄解黄翁《道德经注释》，使传统正宗丹功面目全非，扬张抑黄，而又以黄门"直指单传"之嫡传为标榜，若此，将迷误今世及后世真崇黄元吉传统天仙正法之修士；真崇圆顿子之学者，误堕入张执阳所创之安乐小法而不自知，故不得不冒喋舌，以警醒之。接引仙佛真种，入天仙正门。

吾文谬妄之处，有违黄翁二著及传统天仙正法之处，祈贤者教正之，以弘扬传统正法。

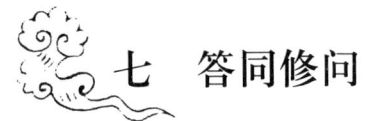
七　答同修问

（一）

JS 先生慧鉴：

先生非以气功攫取名利者，与吾同属原国防科委不同研究院之最早期研究人员，而能自觉寻求仙功者，亦皆古稀之年者，甚为难得。

先生当知：真正的正宗正统正法是佛宗之禅宗（禅宗之名始于东土六祖惠能大师之后），即世尊授于摩诃迦叶初祖的拈花微笑一族；仙宗则为承传于广成、黄、老，魏伯阳、许逊，王玄甫、钟、吕，刘海蟾、王重阳、张紫阳，北七真、南五祖等天仙法脉（即后世人所谓之少阳、北南派）。陈搏、邵雍、张三丰、陆潜虚、李涵虚亦宗天仙法脉（即世人所谓之隐仙派、东派、西派）。

世人皆知而推崇、敬仰的以上众仙、众佛皆修同法而证果，即同修同证，并无二法。此乃实语而非妄语，有以上众仙、众佛留传的丹经、佛经为证。

世世之学者（即不同年代的世俗学者）由于不知正法，把众佛、仙以不同譬喻阐释同一正法，而执喻为法（而不知喻之实指的正法），甚或执众佛、仙之名而妄分宗派。更有各代之宵小棍徒，为攫取尘世名利，依傍佛、仙之名，或留传丹经之只言片语，美化其招揽徒众之邪法。故世有妄分之正法各派，及旁门、邪门之三千六百门，八万四千法之留传。

七 答同修问

君乃达者，乃知识分子，试想：仅就仙宗正统正宗正法而论，同一少阳派（世俗之称），由王玄甫少阳帝君传于钟离权、再传于吕洞宾，而后再传北、南两大派之法。若其下各受传之人，所学所传之法，不是由王玄甫老祖传下之法，那就是该人欺师背祖，则此人大亏世德，毫无仙德，岂能成仙了道！

由此可知：天仙正法之各代真正受传而能成仙了道者，必是同法、同修、同证。世俗学者所妄分北、南、东、西、隐仙各派（甚至各派之中又更细分多派者），乃世人误信而妄称，妄认同者。皆因世俗丹功学者，读不懂众真传世丹经中之实指而造成。

天仙法脉得道成仙者，传世丹经，虽用不同表述方法，但皆实指同一天仙功法。只有示多、示少之别；只有隐示、明示的程度之别；绝无实指功法不同及相互违背相反之别。俗世学者妄分高下，是不懂装懂，自欺欺人。

伍真人、柳真人四著，是示三成功法最全面、最明白（隐语最少）的丹经。尤其是柳华阳禅师二著，才真正于《后危险说》中补全了入门入手的孕药法及隐示了孕药诀。这是天戒最秘最严之一，能戒断无仙分者入手入门，还侈谈什么人仙、地仙、神仙、天仙？伍祖二著中因遵戒未泄，仅以"有机先一著"隐示之。

陈撄宁氏乃近代最多搜求（通读道藏、佛藏）、最具影响的俗世丹功学者，也是我的启蒙老师之一，远非其他世俗学者可比。陈氏为人诚笃古朴，堪作世人师表。广阐仙道，有倡道之功。可惜因违修仙之规，不能得仙传，不能读懂众真传世丹经之实指，妄倡《顿法》、《男女双修法》、《女丹功》，贻误实悟者入仙道正门。当代丹功学者，包括君悉受其影响，尤可怜是无数想真修实悟以出世法真正求仙了道之学人，皆受其误。

陈氏最崇敬者，陈希夷、邵康节、黄元吉，认为传丹经最上乘者，李清庵、陈虚白，言伍冲虚、柳华阳不是上乘。为了论证其"顿法"的来源，也推崇闵小艮（由于其提到了"中黄直透法"，）并自认为他私淑黄元吉真人

（这都有据可考于其著中。作者注）。

此信之开头处，吾之指明，以上众真确实是承传天仙法脉的得道者（闵小艮并未当劫得道成仙者）他们的传世丹经，都应是、也确实是表述了同一天仙功法（闵小艮除外）。陈撄宁氏不闻、不知真法，才妄言其不同而妄分高下，把全传、最明传的伍、柳二真人著作，误认为"繁琐"、"不清净"。

下面我就以陈氏私淑的黄元吉真人传世丹著示君：陈氏并未读懂黄真人之著，其顿法之妄语，并非黄真人之意。黄元吉真人传世真著仅《道德经注释》；而《乐育堂语录》乃其及门弟子集录的黄真人二次传道讲学的内容，并非黄真人认可的著作。下面仅以黄真人自著为主，示陈氏创顿法之非。

《道德经注释》第八十章注（以后仅以80注表示）。"若论修道，古有两等修法：有清净而修者，有阴阳而补者。清净而修，即炼虚一著，不必炼精炁为也。然非上等根器，不能语此。若果根蒂不凡，从此一步做法，都是顺天地自然之道。不似吾师今日之教，尚多作为也。"

（作者按：上等根器者，指已证神仙、已证菩萨果证之人，已无炁、无精，唯有一神之人，亦即白玉蟾真人《修仙解惑论》中之上士，李清庵真人《中和集》中之至士，他们才有资格修"顿法"即仙宗之炼神还虚法，直臻无极之虚空。此时还必须用顿法，如佛宗，世尊示教菩萨修佛至八阶直至十一地（阶）等觉的《华严经》、《金刚经》所示之法："应无所住而生其心。"舍弃一切法，"言语道断"，"心行处灭"。"还虚"、"顿法"这些名词，皆是不得已之虚妄之表述。）

这段注释的关键处为吾师，吾师乃黄真人之自指。此著乃黄真人于教学中教导门人的著述，故云"吾师今日之教"。

黄真人明示：他两次传道之方法之示教皆"尚多作为也"，即明示为有为之渐法，而非顿法。

可见，陈氏之顿法并示黄真人传过丹经之示教，乃陈氏之误解妄言，公开与其私淑者唱反调。

陈氏推崇的陈虚白、李清庵、闵小艮（还有陈氏未提及的白玉蟾真人）著中虽有修顿法之言，皆有特定条件，即上述已修证至无精无炁之得神仙、菩萨果证者。以上得道众真，自己皆以三成功法之渐法经多年修积成真。君可以我之《金丹正功虽分门派修持证果皆宗同法》为引，查众真传世丹经，查其自述便知。

又，《乐育堂》语录最后部分，录有邵雍真人《邵之月窟天根诗解》，此诗乃邵雍著述的小周天功感。既行小周天，必为渐法。

又，世传陈希夷的睡功，亦为小周天功，皆为渐法。

先生且勿再受误导，贪恋顿法，增陈业报。黄真人以渐法传人，亦自修渐法证果。他的著作所示之玄关、玄牝，其实指为天仙功法孕、调药功法，功成得证时之景（即外药、小药生之景），此时当如"电光火石"速转小周功法。玄关既不是世俗学者、修者妄言的身中处所，也不是如陈氏所说的最高功法，更不是陈氏妄以之代替三成全功之法。例如先生认真研：

16 注："太上示人求玄之法……当前即是，转念即非，不啻石火电光，俄倾间事耳！"

1 注："道家之玄关妙窍，只在一呼一吸之间……但此一觉如电光石火，当前则是，转眼即非，所争只毫厘间耳……临机方把得住。……成也。"

1 注也可从前面"学人下手之初……"读起。

又 16 注：如从起手读起，更知玄关、玄牝仅仅为孕药功成、（微阳生）及庚方（初七）、望日（十五月圆）、九一潜龙勿用，九二利见大人。

主要指调药功成（外药生、小药生、真种生、白虎首经生）产生的当时之景，示人当即采之以行小周天升降沐浴四候。如

16 注"人欲修大道……岂区区玄关妙窍可尽其蕴哉！……俄倾间事耳！"

明确指出玄关（对阳光二现言之神觉）玄牝（对先、后天炁所言之炁

觉、息觉）为小药功成之景（并非处所、穴道，非功法，更非全法），仅此而已，故曰岂区区玄关妙窍。

陈氏却妄解黄真人原意，以之作为无上心法，洋洋自得，自诩为："我平日教人的玄关一窍，简直可以和上帝争权，与仙帝并驾，宇宙在乎手，万化生乎身。做得好时，真能'我命在我不由天'，岂是像他们所传的那样浅近。"（见答任杏荪君四问）下面还言不肯轻示人，并以之称为顿法，妄称能代三成功法。陈氏最后认定的玄关顿法见于《翼化堂善书局八十周年纪念辞》一文：

"'玄关一窍'者，既不在印堂眉间，亦不在心之下肾之上，更非脐下一寸三分。执着肉体在内搜求，不过脑髓、筋骨、血脉、五脏秽浊渣滓之物，固属非是。离开肉体在外摸索，又等于捕风捉影，水月镜花，结果亦毫无效验。总之：著相著空，皆非道器。学者苟能于'内外感应'、'天人合发'处求之，则庶几矣。此乃实语，非喻言也。"

陈氏把玄关当作一个功法（而不是一个景证），创出了顿法，认为可代三成全功，为无上心法，是陈希夷、邵雍、黄元吉之嫡法。具体修法即用"守中抱一""心息相依"之法（不守任何窍），达到"内外相感"、"天人合发"，则先天一炁会从太虚中入修者之身，取得先天一炁，积累之以成道。

陈氏误解了丹经"先天一炁从太虚中来"之实指。先天一炁来自本身，本自具足，不需外求。外求便是旁门甚或邪法。所以他的"内"、"人"（指修功者），"外"、"天"（指身外天空中之先天一炁），读之虽脍炙人口，行功却落入旁门。其"著相著空，皆非道器"，看似清净，实者不知不识鼎器，落于"无记空"空亡而无证。"守中抱一"、"心息相依"，确系天仙法脉入手之法，可惜只是部分法更非根本大法。根本大法为《道德经》第四十二章之正文所示之法。

天仙正法入手口诀有四句，陈氏仅靠颖悟其中二句，而违背其中一句，不能知不能得合乎《道德经》第四十二章总法则的一句。所以他不可能"无中生有"求得身中"先天一炁"。故其于坐中，意将静还未静之时而必然被第六识所转而做第六识的游戏，还误认为一下就达到炼精化炁，炼神还虚之境，自误误人，尤其误其同时及其后之真修仙种，业报难偿，误却了后劫之仙缘。可悲可叹！

黄元吉真人并未还虚，至今乃于世间度人。陈翁在世，私淑而不能得黄真人之度者，乃陈氏之自违天规天戒，而非黄真人之不慈不度。陈氏虽笃志求仙，并通读《道藏》、《佛藏》，应知修仙之戒律。却胆大妄为，连违天戒，其一，耽于外丹，研世传黄白物之法。比之钟离试纯阳，曹还阳试伍冲虚，吕、伍皆能自觉合乎天戒，而能成仙，而能真得内、外丹术，故陈不能得度。其二，好男女双修。世俗皆知，神仙起淫念，便下堕打入凡尘。其三，修仙必弃官，尤其唐代以后，此律更严。海蟾弃相，纯阳弃德化县令，重阳弃领兵校尉。由此三戒之违，故黄真人不能于当世度之。此为陈氏所作所为，自断当世仙缘，并非黄真人之不慈不度。

然陈氏确是近代丹功学者中最耿直，学识渊博，名利心较少之好人。而仙规严谨，违之者，若不能悟之，忏悔改之，便不能得仙度。

先生已古稀之人，来日渐少，当速以吾此信为警，认清陈氏顿法之误之非。弃尘世之虚名浮利，速改投天仙正法之门，求天仙之正法，是所望也。

祝

弃旁归正！

谭立三

（从信封邮戳看，2009年9月26日发信）

附：

《华严经》云："如来始成正觉，在寂灭场现庐舍那身，说圆满修多罗，名为顿教。"

《圆觉经》云："如来境界，渐进至于佛地，名顿教大乘。顿机从此开始。"

佛宗亦示，从七地菩萨，用有为渐法修至八地成佛之后，方可去有为渐法而行无为顿法加持至九、十、十一地等觉之最上乘佛果。

正统佛法同于天仙法脉之正法。陈撄宁氏对渐法之入手入门法未真闻真知，其所创之所谓顿法，亦违反其私淑之黄真人自注八十章之教示，自落空亡；君还执以为真，空劳精力寻求，非至愚而自投死路哉！现今陈代之徒，连陈氏妄编的安乐法门——顿法都不愿学，而耽于陈氏的所谓男女双修中，还不醒悟吗？

陈氏并非真崇真宗陈希夷真者。希夷示人："留得阳精，决定长生。"其示"心息相依"为求阳精（真玄关现时之景。非陈氏之所谓的玄关）的手段方法之极小部分，还有更重要之方法手段，修中成神仙功，求菩萨果证人所修之法，岂世间凡夫学者所能行之哉！彼无金丹之基，岂能真"守中抱一"！

尤其是陈氏说遗精无妨修炼。即下漏不能断，如何求得"阳精"？若陈氏真宗从希夷，则此语即欺师背祖。又：对陈氏及其徒众之无修凡人，遗精确无大碍。而对真修者，即有极大之危害，已能真入人仙之功（小周天功）而有证者，吕老祖有示"一次泄尽精，即损一年之药力"，岂可不畏哉！陈氏虽口称阳精、元精、元炁者，但何为元精？何为元炁？何能知之、得之？岂仅"心息相依"能得之哉！得之不迅即小周天之功（如陈氏之被第六识所转，耽于做第六识之游戏以为三成全功顿法有证者），便如古云：时过药老（望远不堪尝）炁散，岂能"留得阳精"。黄真人道德经注及讲学要点：就是提醒此"时"得景，当急转小周法轮。

（二）金丹大道略考

1. 释名

道者：虚也；佛名威音；儒称无极；皆系强名。无名天地之始也。

金丹者：金者，水中金，肾中所藏先天炁也。炼肾中精化金炁而取坎填离，复先天之乾坤，故称金丹。《参同契》云："金来归性初，乃可称还丹。"又云："七返九还金液大丹。"七指火之成数，九指金之成数，示人以火炼金，返本还源，复先天乾坤之体。

金丹大道者，修证金丹，为元神复性、还虚证道唯一起手之正宗正法。乃仙宗正法初成之功，又称筑基功，即地仙功法，世上公认的历代得道之神仙，悉皆以之为登真之初阶。无此初成果证，取得金丹为胎神之基，就不可能炼炁化神、炼神还虚。得证此初成果证者，可长生不死，得初禅念住之恬愉，有马阴藏象之瑞征。

2. 源流

据《道藏》记载，可上溯至广成子、黄帝、老子。惜皆口传功法，直至魏伯阳真人《周易参同契》、钟离权真人《灵宝毕法》、张紫阳真人《悟真篇》等著问世，功法逐渐泄出，修而得果证者渐多。

钟离、吕祖以下，得道众高真，所承、所修、所传，悉皆钟、吕传下的同一三成全功。有众真留下的丹经为证。众真记述修炼功法的词语虽异（为畏谴遵戒，多用喻言），然悉皆遵从炼精化炁、炼炁化神、炼神还虚的三成全功。世之学者，因众真人履世先后各不相同，以众真承传谱系而分派为南、北、东、西；但以之妄断众真人承传功法不同，则大误矣。更有一等人，为遂世人淫欲之好，妄指众真中，有以男女双修（如妄指张紫阳、张三丰、陆潜虚、李涵虚真人等）证果传法者；为遂世人速成之奢欲，妄指有

"中黄直透"者，有三元同时顿化者，自误误人。真修实悟者，请自研以上众真传世丹著，可辨真伪。

3. 功法

三成全功为初成炼精化炁，筑基长生功；中成炼炁化神，阳神出神功；上成炼神还虚，圆性合道功。此乃正统正法，天仙绝学。"学仙须是学天仙，唯有金丹最的端。"

三成全功，虽然皆行精、炁、神三元混化之功，且以之为正功常法，但必须以逐层功法升华精、炁、神，而绝不可躐等。

各一层功法还有层次、步骤之分。各步、各层转换之处都有景征可辨，且皆有助功权法之秘。其中鼎器、药物、火候，必待真师口传。世之聪颖学者，偶有能悟到正功常法，从古至今，尚未闻一人，能悟全功步之间转换景征者，更无一人能悟全助功权法之秘的鼎器、药物、火候，能真行玄妙之而得真证者。故云："饶君聪颖过颜闵，不遇真师莫强猜。"

例如，黄元吉真人传世二著，所示玄关之学，乃初成功法中第一层孕、调药，求先天一炁的两步功法；且重点为示第一步孕药炼己，初步还虚之功。今之著名学者，却以之代替三成全功，而妄想三元顿化升华之正功常法，但因不得师传真口诀，而不识助功权法。虽苦修终生，惜并无真证。

这些学者，不知不识助功权法，而不得三成之玄秘，却妄言《伍柳仙宗》唯一真示人助功权法之丹经，为繁琐不清净，迷误后学，无真果证。

天仙正法的清净，绝不是没有功法，不讲、不修功法，而是示人修功中必须遵守的。稍示如下：

清，指先天。示人当于静虚修功。最低要求达到太极未判之状；高要求则必达虚极静笃之无极。净，指不外求，断外缘。最低要求，只许自修自证，于本身行三元混化，逐元升华之功，绝不外求（无论男女双修或外取生物、非生物、乃声、光、形象，皆不允许）；高要求，则即使于自身中求之，还要求不取身中的外缘，即不得"头上安头，脚下安脚"，做第六识现量境之游戏。

其中高要求才是天仙正法清净的要旨。可惜世之学者，不但不知清净的根本要旨，观其修功传功，却连清净最低要求都达不到。他们的功法，悉皆外求，总想在身外、在天上取得些什么来补其色身。不信自体本已具备，何劳外取！岂知：凡有外求，必是三千六百、八万四千旁门之法！

4. 择书

唐宋以后，众真大出之因，当归功于《灵宝毕法》、《悟真篇》，较全面地示出了三成全功，示人以搜求之迹。

伍冲虚真人于明朝末年著《天仙正理》、《仙佛合宗语录》，柳华阳真人于清代中期著《金仙证论》、《慧命经》。直至清末1897年，学者邓徽绩氏合刊四著于一书，定名《伍柳仙宗》，此书对后世真修者，影响甚大，考其原因有以下四方面。

第一，不但传全了三成功法，且隐语喻言最少。直示真机，便于理解实行。

第二，传出了以前众真不肯著于书的求玄关秘法，即初成功中第一层入手孕、调药真功。此功可化五谷所生阴精为元精动炁，即先天一炁，古称"簇月神功"。得之者，方可真入手入门，依之修而得证者，远多于宋、元、明三代，故尊崇而修者甚众。

伍、柳二真人以后，具度世慈心，再宣阐此入手孕、调药真法，即世之学者所谓"玄关绝学"，唯见清末道光、光绪间，黄元吉真人一人而已。

第三，首先于著中，传出了初成功中第一层小周天功的程限法则，行功心印（阖辟机缄），而使修者能得人仙功的真果证：精足形全，驻形长生。小周天功，古称"攒年神功"，行片时一刻之功，可夺一年之造化，化元精为元炁。

考众真留传的丹经，悉皆以至小周天功的人仙功法为主，唯有伍、柳二真人明示出：孕药后，必须接行调药功；明示出小周天功，必须遵守的六候十二规的程限法则。故最宜真修者入门入手而得真证。

第四，《天仙正理》首先真示出了初成功的第三层功，采大药、服食大药功。尤其是服食大药的"五龙捧圣"功，此前众真皆秘而不著于书。传此功于世，真修者方可望实证长生。总之，唯伍、柳二真人真传并传全了初成筑基求金丹地仙功。

可惜古代印刷术落后，难于修改订正刊误，四著从初刊直至合刊为《伍柳仙宗》时，版本即有不少误漏，很多关键处，有失原著本义。更因《伍柳仙宗》未辑全伍真人传世丹著，难达全义。

（存诚子注：静虚子先生近廿年之呕心沥血的《伍柳天仙法脉》已于2007年底正式出版，终于完成了他的授业恩师华阳禅师的嘱托，也了却先生多年之心愿，同时也为后来天仙法脉金丹大道的修持者们立下一大功德！）

正是：天仙真口诀，冲和入静虚，豁然悟觉时，云中现天梯。

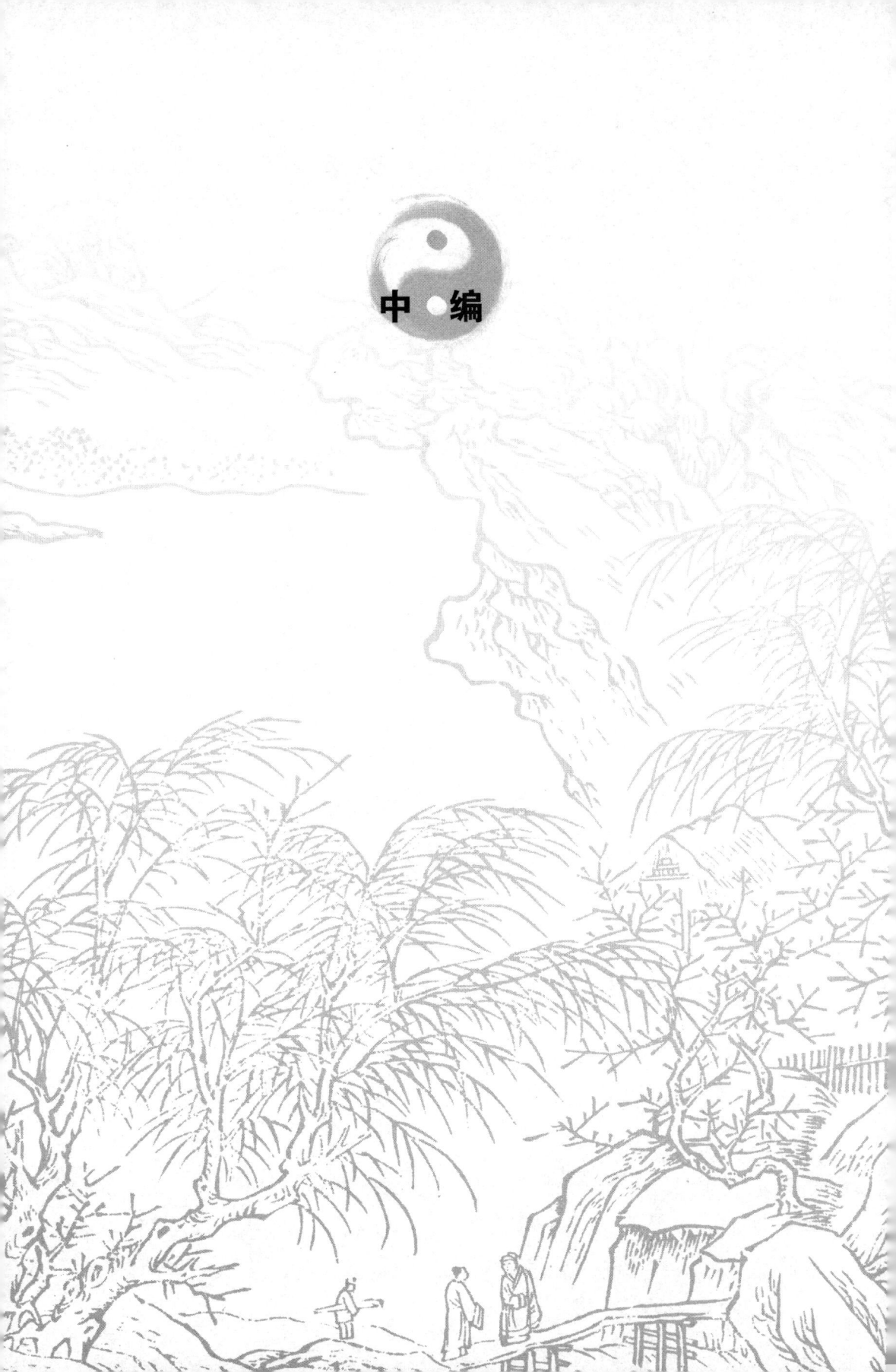

中 编

一 《伍柳天仙法脉》摘要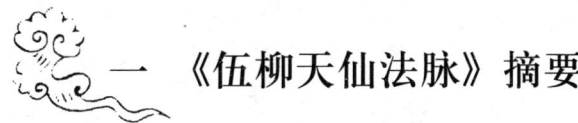

（一）天仙正理·伍祖自序

昔曹老师语我云："仙道简易，只神炁二者而已。"

【白话】当年曹还阳老师告诉我说："修仙之道十分简易，就只是'神炁'二者而已。"

予于是知：所以长生者以炁，所以神通者以神。

【白话】于是我方知道：修道者所以能够长生久视，是因为经修炼而得到了长生不坏之炁，和能驭炁、能大定、能通内通外之神。

群书之作，或有详言神，则未有不略于炁者；或有详言炁，亦未有不略于神者。

【白话】从古至今的丹经道书，有的详细论述了"神"之功能，却忽略了"炁"之作用；有的详细论述了"炁"之作用，却忽略了"神"之功能。

夫既谓炁为长生之本，宁不以神受长生之果乎？将谓神为修长生之主，宁不以炁定长生之基乎？

【白话】既然论述了"炁"为修炼长生之本，难道不可以"神"来享受长生之果么？我还要说"神"是修持长生久视之主宰，难道可不以"炁"来

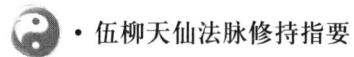

打牢长生久视之基么？

是炁也、神也，仙道之所以为双修性命者也。

【白话】这个"炁"、这个"神"，就是修仙了道所说的"性命双修"中的"命"和"性"。

且谓今也以二炁为论，所以明生人、生仙佛之理也。

【白话】今天分别论述两种炁——先天炁与后天气，主要说明生人、生仙佛都离不开先、后天之炁与气的大道理。

药物为论，所以明脱死超生之功也。

【白话】论述"药物"，以说明"灵丹妙药"可以超脱生死而返老还童之功用。

（二）道原浅说篇

仙家修道为仙，初证则长生不死，极证则统理乾坤。

【白话】仙道家真了道成仙，最起码的果证就是长生不死；最终的境界乃统理乾坤——作宇宙天人之师而统理乾坤。

夫所谓道者，是人所以得生之理，而所以养生致死之由。

【白话】我们所说的修道之"道"，是说明人之所以不得不"生"，而且还能够生生不息；人之所以不得不"死"，是由于不明白养生之道所致。

修道者，是即此得生之理，保而还初，使之长其生而不死之法。

【白话】修仙了道者，了知此"生生不息"之理，并保持炁、气回归到生人之初时的完满状态，并把握住使之能长生久视而超越生死之大法。

一 《伍柳天仙法脉》摘要

得生之理者，一阴一阳，为一性一命，二者全而为人也。

【白话】要了知此生生不息之理，必须了知一阴一阳之理，就是一性一命，阴阳、性命全备才能成其为人。

何以谓之阴阳性命？当未有天地，未有人身之先，总属虚无，如《易》所谓无极而太极时也。

【白话】什么叫做阴阳、性命？当混沌大宇宙尚未生起天地之时，我们的色身小宇宙还未孕育成功以前，终归是一片虚无混沌状态，也就是《易经》所说的无极虚无而太极混沌时。

无中恍惚若有一炁，是名道炁，亦名先天炁。

【白话】虚无、静寂的恍惚状态中，虚中一觉、静中一动，一团潜在之炁萌动，它就是"道炁"，又叫做"先天之炁"。

此炁久静为一，渐动而分。阳而浮于天，比如人之有性也；阴而沉于地，比如人之有命也。

【白话】"道炁"的本寂之体不可能总是停留在阴阳、性命"浑融"的静态，它的本智之用终归要发挥出来，逐渐运动变化分而为二，属于阳的"道炁"轻浮于上而为天，就像人的禀性上存于人之大脑乾宫一样；属于阴的"道炁"重沉于下而为地，就像人之禀命藏于丹田炁穴。

阳动极而静，阴静极而动。阴阳相交之炁，而遂生人。

【白话】阳动极而归阴静，阴静极而生阳动，阴阳交媾生冲和之炁，往复循环。有了阴阳相交之和炁，人遂因此而生。

则人之所得为生者，有阴阳二炁之全，有立性立命之理，故曰人身一小天地者也。

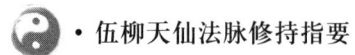

【白话】吾人之所以能够得生，必须阴阳二炁全备，又有立性立命之理在，所以说人身也是一个小宇宙、小天地。

禀此阴阳二炁，顺行，随其自然之变化，则生人；逆而返还，修自然之理，则成仙成佛。

【白话】人身小宇宙秉承此阴阳二炁，若按人道程序顺行，顺其自然，则生儿育女；如依仙道逆行，向上升华，能成仙作佛。

夫炁与神，皆有动静。而静极之际，正有动机。炁动，即有神动，即此动机，便可修仙。

【白话】"炁"与"神"，皆有动静循环之机。修炼达虚极静笃之时，虚极觉明，静极炁萌，二者互感，必有动机。元炁萌动，元神亦觉知而随动，即此动机，就是修仙之枢机。

缘此机为生人、生仙佛之分路，入死入生之要关。

【白话】因此这个动静循环之枢机，既是我们顺而生人、逆而成仙做佛的三岔路口，也是我们生老病死或长生久视的重要关口。

《道藏》经云："精者妙物，真人长生根。"正言此未成后天精质之先天炁，名元精者是也。

【白话】《道藏》中之《太上胎息气经》上说："'元精'这个精妙之物，是修真了道的人得以长生不死之根据。"正说明这个尚未蜕变成后天精质之先天元炁，就叫做元精。

夫此炁虽动，不得神宰之，而顺亦不成精；不得神宰之，而逆亦不返炁。修仙者，于此逆修，不令其出阳关。

【白话】然而这个叫元精的先天元炁虽动而起用，不得"神识"在其中主宰之，顺行时亦不能成为后天精质；同理，不得"神识"在其中主宰之，即使逆运也不能返还为先天之炁。修仙之人，当此逆修之际，不能让它外奔阳关——精关而蜕变成后天浊精。

即因身中之炁机，合以神机，收藏于内，而行身中之妙运，以呼吸之气留恋神炁，则有小周天之候。

【白话】当此身中循环炁机发动之际，即以元神妙觉之机，勒回阳关即精关，令此欲拱关溢出之元精藏伏于炁穴之内而不动，就叫做采药、孕药，应用后天呼吸之气的火候，使元神元炁内蕴于炁穴，久之小周天活子时至，周天运转的时机成熟，即行河车搬运以烹以炼。

运此周天积累动炁，以完先天纯阳真炁。

【白话】每运炼一次小周天，所烹炼而得的真精真炁便归伏于炁穴、命根，一直积累到完全满足需要的纯阳真炁为止。

故凡一动，则一炼而周。使机之动而复动者，则炼而复炼，周而复周。

【白话】所以每炁机发动一次，便进行一次小周天运炼。炁机不断地发动，便不断地进行小周天烹炼。

积累不过百日，则精不漏而返炁矣。

【白话】这个过程叫做"百日筑基，炼精化炁"，达"基成不漏，精返归炁"。

此皆十六岁以后，至八八六十四岁，已化精而耗精者之修也。

【白话】以上讲的是十六岁以后，到六十四岁时，元精已化为凡精、并被消耗殆尽之人，所应遵从的修持模式。

（三）直论九章

先天后天二炁直论　第一

昔读《玉皇心印经》云："上药三品，神与炁精。"……唯是神与精也，只用先天，忌至后天。

【白话】过去读《玉皇心印经》中有："最上品的三味炼丹药材，是元神、元炁、元精。"……文中所说的神与精，只用先天的元神、元炁、元精，忌讳应用后天的思虑神、呼吸气、交感精。

而炁则不能无先后天之二用，以为长生超劫运之本者；所以吕祖得先天炁、后天气之旨，而成天仙也。

【白话】然而炁与气二者，不能没有先天炁超劫运的先天之用，与不能没有后天气呼吸以采取烹炼丹药之功。所以，吕祖得到崔希范真人《入药镜》"先天炁，后天气，得之者，常似醉"之的旨，而成就了天仙。

真阳曰：二炁者，先天是元炁，后天是呼吸之气，亦谓之母气与子气也。

【白话】伍真阳说：所谓二炁，先天是元炁，后天是呼吸之气，又叫做母气与子气。

超劫运之本乃元炁，不能自超，必用呼吸以成其能。

【白话】具备超越阴阳五行功能之炁乃元炁，但元炁本身不可能独自完成，必须借助后天气的呼吸功能才得以实现。

故曰元炁不得呼吸，无以采取烹炼而为本；有呼吸不得元炁，无以成实地长生、转神入定之功；必兼二炁，方得是长生超劫运之本也。

【白话】所以说先天元炁得不到后天气呼吸之功的帮助，不能进行采药炼丹而具备超劫运的根本功能；只有后天气的呼吸功能，而没有元炁为主公，就无法进入深深定境而定中生慧；因此炁、气必须相资互用，方能真具备超劫运之根本功能。

修士用此先天始炁，以为金丹之祖。未漏者，即采之，以安神入定；已漏者，采之以补足，如有生之处；完此先天也。

【白话】修炼者应用这个先天始初之元炁，作为修炼金丹的祖炁。十六岁前未漏之体，即可直接采归炁穴，以安神入定而孕育大药；十六岁以后至六十四岁的已漏之体，则需采取烹炼、补足已耗损的先天之炁，补足至十六岁以前之初生状态，以完足精全、炁全、神全的先天之体。

夫用此炁者，由何以知先天之真？当静虚至极时，无一毫念虑，亦未涉一念觉知，此正真先天之真境界也。

【白话】当应用此先天之炁修炼时，怎样才能知道先天的真正境界？——无一毫念虑而心如止水，亦无一念觉知则恍恍惚惚，这正是先天之真境界矣。

如遇混沌初分，即有真静始觉，真炁始呈，是谓真先天炁也。

【白话】当修炼到混沌初分、静极生动，虚极觉明，真炁始冲关而出，只有这样才叫真先天之炁。

修士于此下手，须要知采取真时。

【白话】修持者于此时下手修炼，需要知道采药的真正时机——活子时。

药生之时易知，所以可用不可用之真时，则难知，知配合真法，知修炼真机，而后可称仙道。

【白话】药生之时的静极生动时易知，药生之后可用、不可用，太嫩或太老之真时机难知；既知，又知以神驭炁之真法，和各层次修炼的真机，而后才可以说真知修仙之道。

当阴阳分，而动静相乘之时，有往来不穷者，为呼吸之气；有生生不已者，为交感之精；故曰后天。

【白话】当混沌之炁初分为阴阳二炁之时，一动一静彼消此长，其中往来不穷之气机，为呼吸之气机；生生不已的精质，为交感之精；都是后天之气与精。

世人不知先天为至清至静之称。

【白话】世人不知所谓先天，就是最清明、最静寂，无一毫杂念，心如止水清明状态时的称呼。

证到先天，始名一炁。

【白话】只有修证到此一至清至静心如止水的先天清明状态时，所呈现出来之炁，才能叫做先天一炁。

古人有言为药物者，单以先天炁而言者也；有言为火候者，单以后天气而言者也；不全露之意也。有言"药即是火，火即是药"，虽兼先后二炁而言，盖言其有同用之机，药生则火亦生，用药则亦用火，故曰：即是亦不显露也！

【白话】古人有时单论药物，就是单论先天一炁；有时单论火候，就是单论后天气呼吸功夫；就是不肯全说其意。有时说"药就是火，火即是药"，虽然兼说了先天炁、后天气，二者相互同用之机枢；也说了先天炁药始生时，后天气呼吸功用必同时发生，团聚药物先天炁时，亦必须应用后天气呼吸之火功；同样也不肯全露说透！

修先天者，不可以不明二炁之真。

【白话】修持先天大道，不可以不明白先天炁、后天气的真实意旨。

药物直论 第二

天仙大道喻金丹，金丹根本喻药物。果以何物喻药也？

【白话】天仙大道常比喻为金丹大道，金丹的本根喻为灵丹妙药。到底以什么东西来比喻灵丹妙药呢？

太上云："恍恍惚惚，其中有物。"即吾身中一点真阳之精炁，号曰"先天祖炁"者是也。

【白话】老子《道德经》云："在无知无觉的恍恍惚惚中，有个东西耀然而出。"就是我们身中初显的一点真阳之精炁——灵丹妙药，号称"先天祖炁"。

盖古云"金丹药物自外来"，以祖炁生身时，虽隐藏于丹田，却有向外发生之时；

【白话】古人常说，"金丹药物自外而来"，是说先天元炁生身之时，虽隐藏于下丹田，在十六岁精、气、神三宝完足以后，就有精气向外冲动的情况发生。

即取此发生于外者，复返还于内；是以虽从内生，却从外来，故谓之外药。

【白话】炼丹就是采取这个向外冲动的精炁，使它重新返还于丹田炁穴内；是以金丹药物虽从内生，却系从外返归回来，所以称之为外药。

炼成还丹，斯谓之内药，又称大药。实只此一炁而已。

【白话】外药返还于内在的炁穴而成丹——还丹，这样就叫做内药，又称为大药。实际上就是先天一炁团聚所成而已。

及精补精全，炁补炁足，神炁俱得定机。于此时发生大药者，全不着于外，只动于发生之地，因其不离于内，故曰"内药"。

【白话】及至采补到精补精全，炁补炁足，而致神定，神炁俱定伏于炁根，于此之时团聚而成的药炁，不再向外奔驰，只氤氲于发生之处所，因其不离于内，所以叫做"内药"。

盖外药生而后采者也，内药则采而后生者也；此亦往圣之不轻言直论者。

【白话】活子时至阳炁生发而外驰，此时即行采取——采外药。采得外药化为内药，氤氲炁穴，元神寂照，即能生生不已。这"外药生而后采，内药采而后生"的精义，古之得道者都不肯轻易直说。

如遇至静至虚，不属思索，不属见闻觉知，而真阳之炁自动。

【白话】功境至虚极静笃，不属思索，不属见闻觉知，此时真阳之炁便会自行发动起来。

非觉而动，实动而觉；觉而不觉，复觉真玄；即是先天宜用之药物。

【白话】不是先觉而后动，而是阳炁发动后而觉知；觉知而不觉知、不觉知而觉知，觉觉之间玄妙极了，即是修持先天大道宜用之药物。

以先天无念元神为主，返照内观，凝神入于炁穴，

【白话】这时应以先天无念元神为主宰，返照内观，凝神入于炁穴以凝

聚药炁。

则先天真药，亦自虚无中而返归于鼎内之炁根，为炼丹之本。

【白话】此时先天真药之炁亦自虚静中呈现出来，返归于鼎内之炁穴，为炼丹的资本。

将此药之在鼎者，以行小周天之火而烹炼之，谓之炼外丹。

【白话】炉鼎内有了药炁，应用小周天火候而烹炼之，称为炼外丹。

外丹火足药成，方是至足纯阳之炁，方可谓之坎中满者。

【白话】外丹火候恰当，炼成内药、丹头，才是至足纯阳之炁，用以填补坎卦中已虚损了的中爻，使之重新满足起来。

张紫阳谓之"取坎填离"，正阳真人谓之"抽铅添汞"，只皆言得此内药。

【白话】张紫阳谓之的"取坎填离"，正阳真人所说的"抽铅添汞"，都是说要得到这个内药。

欲得此炁炼而化神，必将此炁合神而炼，炼作纯阳之神，则有大周天火候在焉。

【白话】欲将此内药阳炁炼而化神，必要将此阳炁合神而炼，炼作纯阳之神，须用大周天之火候。

当是时也，火自有火，而至于无火；药自有药，而至于无药。自纯阳炁之无漏，以成纯阳神之无漏；而一神寂照，则仙道从此实得矣。

【白话】这个时候，自小周天有为的火候，而至于大周天无为的火候；自有药炁可炼，而至药炁已化神而无药可炼；自纯阳炁之无漏，以成纯阳神

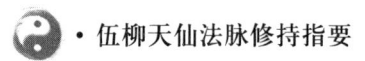

之无漏的漏尽通；只剩唯一阳神的寂光朗照，即达真实的仙道境界。

鼎器直论　第三

仙道以神炁二者而归复于丹田之中以成真；金丹以铅汞二者而烹炼于炉鼎之内以成宝；故神炁有铅汞之喻，而丹田有鼎器之喻也。

【白话】修仙之道以神炁二者归复于丹田炁穴中，炼之以成真宝；金丹大道以铅汞二者烹炼于炉鼎之内，炼之以成真宝；所以修持者将神炁比喻为铅汞，把丹田比喻为鼎器。

是鼎器也，古圣真本为炼精、炼炁、炼神所归依本根之地而言也。

【白话】这个鼎器，古之真人是指炼精、炼炁、炼神所归依本根之处。

无此为归复之所，而持疑无定向，则神何以凝精炁归穴耶？

【白话】没有这个精炁归复的本根处所，会疑惑而没有了方向，如此则元神何以凝聚精炁归伏炁穴呢？

然鼎器犹是古来一名目也，不知身中所本有者。

【白话】然而鼎器这个古来的名称，许多人不知是自身中本来就具有的，无需外求。

有乾坤炉鼎之喻，亦有外鼎、内鼎之称者。言外鼎者，指丹田之形而言，言内鼎者，指丹田中之炁言也。

【白话】古来常把乾坤比喻为炉鼎，还有外鼎、内鼎之称。所谓外鼎，是指下丹田形体而言，内鼎则指下丹田中之元炁而言。

以形言者，言炼形为炼精化炁之用，故古云"前对脐轮后对肾，中间有个真金鼎"者是也。以炁言者，言炼炁为炼炁化神之用。

【白话】以下丹田形体而言，这个地方为炼精化炁的场所，故而古人说"前面对着脐轮、后面对着双肾，二者之间就是真正金鼎"处所。以元炁而言，是说炼炁时为发挥炼炁化神功用的处所。

当其始也，欲还先天真炁，唯神可得；则以元神领炁，并归向于下丹田，而后天呼吸，皆随神以复真炁，即借言"神名内鼎"者可也。

【白话】当炼精化炁开始，欲返还先天真炁，只有元神才能办到；此时以元神领炁并归向于外鼎下丹田，而后天的呼吸功用随元神一起以复返真炁，故言"元神为内鼎"也可以。

若无是神，则不能摄是炁。而所止之下田为外鼎者，又炁所藏之本位，即所谓"有个真金鼎"之处。

【白话】若无此个元神，则不能摄取元炁。元神元炁所止之于下田为外鼎，它又是元炁潜藏之本位，这个本位就是"有个真金鼎"之处所。

炁名内鼎也可。若无是炁，则不能留是神。

【白话】元炁名内鼎也可。若无元炁，则不能留住元神。

夫还神摄炁，妙在虚无，必先有归依，方成胜定。此鼎器之辨，不可忽也！

【白话】当然还神摄炁，妙在虚无，但必先确定归依处所，才能成就常定、大定。所以把外鼎器、内鼎器辨别清楚，不可忽视。

火候经 第四

天仙是本性元神，不得金丹，不能复至性地而为证；

【白话】天仙是本性元神，不得金丹基础，不能由命基而至性地以得果证。

金丹是真阳元炁，不得火候，不能采取烹炼而为丹，故曰：全凭火候成功。

【白话】金丹是真阳元炁所凝聚而成，不得小周天火候，不能采取烹炼而成金丹，所以说：全凭火候成功。

火候谁云不可传，随机默运入玄玄。达观往昔千千圣，呼吸分明了却仙。

【白话】火候谁云不可传授，随机自然默运，入于玄玄之境。达观往昔千百圣贤，都是运用呼吸火候，而了道成仙。

炼己直论　第五

诸圣真皆言，最要先炼己。

【白话】诸位圣真都说，最重要之事是先要修心炼己，宽广胸怀。

己者，即我静中之真性，动中之真意，为元神之别名也。

【白话】所谓己，即我静定中之真性，动炼中之真意，为元神之别名"灵性"。

然必先炼己者，以吾心之真性，本以主宰乎精炁者。

【白话】然而必须首先炼己者，是因为我心之真性，乃神团聚精炁的主宰者。

宰之顺以生人，由此性；宰之逆以成圣，亦由此性。

【白话】主宰精炁顺以生人，由此真性；主宰精炁逆以成圣，亦由此真性。

若不先为勤炼，熟境难忘，焉能超脱习染，而复炁胎神哉！

【白话】若不首先勤于炼己，吾人顺去生人的熟境难忘，焉能超脱习惯势力，而复炁胎神！

古云"未炼还丹先炼性，未修大药先修心"，盖为此而言也。

【白话】古人说的"未炼还丹先炼己之灵性，未修大药先修自我心性"，就是这个意思。

筑基直论　第六

修仙而始曰筑基。筑者，渐渐积累增益之义。基者，修炼阳神之本根，安神定息之处所也。

【白话】修仙的起始功夫叫筑基。筑者，指精炁渐渐积累增益的意思。基者，筑成修炼阳神之本根，安神定息之处所"道场"也。

基必先筑者，盖谓元神，即阳神之所成就纯全显灵者常依精炁而为用。

【白话】基必先筑者，是说元神即阳神之所成就纯全而显灵，总是依精足炁旺而为功用。

欲得元神长住而长灵觉，亦必精炁长住而长为有基。

【白话】欲得元神长住而且常觉灵明，必须精炁长住而且长为有基才行。

是以必用精炁神三宝合炼，精补其精，炁补其炁，神补其神，筑而成基。

【白话】所以必须用精炁神三宝合炼，精补其精，炁补其炁，神补其神，三宝补足筑而成基。

唯能合一，则成基；不能合一，则精炁神不能长旺，而基即不可成。

【白话】唯有精炁神三宝合炼成一真宝，则筑成为基；三宝不能炼而为一真宝，则精炁神不能长旺，基即不可谓筑成。

及基筑成，精则固矣，炁则还矣，永为坚固不坏之基，而长生不死。

【白话】修仙之根基筑成，精则固矣，炁则还矣，永为坚固不坏之基，修持者就能长生不死。

炼药直论　第七

仙道以精炁神三宝为正药。以炼三合一，喻名炼药。其理最精微，其法最秘密。

【白话】仙道以精炁神三宝为正药。以炼三宝合为一真宝，喻名炼药。其理最精微，其法最秘密。

夫至静之真时者，是此身心静极，即所喻亥之末、子之初也。阴静极必有阳动，则炁固有循环真机，自然复动。此正无形元炁，将动为先天无形之元精时也。即此先天无形之精，便名药物。

【白话】达到至静之真时，此时身心静寂，即道家所喻亥时之末、子时之初也。阴静极必有阳动，则元炁固有的循环真机，自然复动。此正无形元炁，将动化为先天无形之元精时，即此先天无形之元精，便名药物。

既有药炁生机，必有先天得药之觉。即以觉灵为炼药之主，以冲和为炼药之用，则用起火之候以采之。

【白话】既有药炁生机，必有先天得药之元神觉知。即以元神觉灵为炼药之主，以匀柔的冲和炁机为炼药之用，则用小周天起火之火候以采取之。

须辨药之老嫩。采之嫩则炁微而不灵，不结丹也。采之老则炁散而不灵，亦不结丹也。

【白话】行火候采取时须辨明药炁之老嫩。火候不到，采之嫩则炁微而不灵，不结丹也。火候过之，采之老则炁散而不灵，亦不结丹。

后世圣真修此，必使神气相均相合，火药适宜；以呼吸之气，乘真炁之动静；以真炁之动静，定真息之根基；则火药既不着于一偏，又无强执纵失之患；如此而炼，方得小周天之妙理，方成长生之大药，始名外金丹成也。

【白话】后世圣真修此，必使神气相均柔匀冲合，呼吸火候适宜；以呼吸冲和之气，把握药炁之动静；以药炁动静循环之机，定真息之根基；则火候与药炁既不着于一偏，又无强执纵失之患；如此随机而炼，方得小周天之妙理，方成长生之大药，始名外金丹成也。

得此真药服食，自可进修大周天之火候，以炼炁化神。炼炁而息定，化神而胎圆，阳神升迁于天门而出现，神仙之事得矣！

【白话】得此金丹真药服食，自可进修大周天之火候，以炼炁化神。如此则炼炁而息定，化神而胎圆，阳神升迁于上丹田天门而出现其圣胎之本来面目，神仙之事得矣！

终而九年面壁，炼成还虚之果者，超出尽天地劫运之天仙也！

【白话】最终行九年面壁之功，炼成还虚之果而人天合一者，成就为超越尽天地劫运之天仙也！

伏气直论 第八

人之生死大关，只一气也，圣凡之分，只一伏气也。

【白话】人之生死大关，就只"人活一口气"之气；圣凡之分，就只在于降伏与不能降伏这个气。

而是伏义，乃为藏伏而亦为降伏。唯能伏气，则精可返，而复还为先天之炁；神可凝，可复还为先天之神。

【白话】而这个伏气之义，乃为藏伏而亦为降伏。唯能伏住此后天呼吸之气，则精可返，而复还为先天之炁；神可凝，可复还为先天之神。

所以炼精者，欲以调此气而伏也。所以炼神者，欲以息此炁而伏也。始终向上之功，只为伏此一口气耳！

【白话】所以炼精化炁，欲以调此呼吸气而伏藏。所以炼炁化神，欲以息定此炁而伏藏。始终向上之功，只为降伏此一口气！

此气大定，则不见其从何而伏始，亦不见其从何而伏终。无始无终，亘万古而无一息，与神俱虚俱静，斯谓之形神俱妙之境也！

【白话】此后天呼吸之气大定，则不见其从何而伏始，亦不见其从何而伏终。无始无终，亘万古而无一息，与神俱虚俱静，斯谓之形神俱妙之境界！

唯闻天仙正道者，方能识得此理；唯有三宝全功者，方能行及此功。

【白话】唯有闻知天仙法脉正道者，方能识得此理；唯有精、炁、神三宝已炼为一真宝之全功者，方能行及此功。

胎息直论　第九

古胎息经云："胎从伏气中结，炁从有胎中息。"斯言为过去未来诸神仙天仙之要法也。

【白话】古胎息经云："道胎从伏住呼吸之气中凝结，药炁从有道胎形成而止息、温养。"此言为过去、未来诸神仙天仙之要法。

予愿再详释而直论之。夫人身初时，只二炁合一，为虚空中炁而已，无胎也，亦无息也。因母呼吸而长为胎，因胎而长为息。及至胎全，妙在随母呼吸而为呼吸，所以终日呼吸而不逼闷。

【白话】予愿再详释而直论之。夫人生身之初时，只先天炁、后天气合而为一炁，为虚空中之元炁而已，此时无胎亦无息。因随母之呼吸而渐长为胚胎，因胚胎而生长为呼吸之息。及至胎全，妙在随母呼吸而为呼吸，所以终日呼吸而不逼闷。

此缘不由口鼻呼吸，只脐相通，故能似无气息一般。此正真胎息景也！

【白话】这是因为胎儿不由口鼻呼吸，只脐带与母体相通，故能似无气息一般。此正是真胎息景！

逆修返还之理，安得不以为今呼吸之息，而返还为胎中息耶？凡返还呼吸时，以口鼻呼吸之气，而复归于胎息之所。如处胎之时，渐渐炼至胎息亦真无。真无者，灭息尽之义也。未有息、未有胎以前之境界，不落生死途者矣。

【白话】逆修返还之理，怎么能不以为今呼吸之息，而返还为胎中之息？凡返还为胎中之呼吸时，应以口鼻呼吸之气，而复归于胎息之所，如处于胎中之时。渐渐炼至胎息亦真无。真无者，灭息净尽之义，修持者达到未有息、未有胎以前之境界，从此不落生死之途。

故云："性由自悟，或可因书。命要师传，必经口耳。"

【白话】故云："性功可由自悟，或可因阅书识理而悟——理悟。命功必要真师承传，必经师徒之间亲口传授、亲耳听受口诀。"

（四）仙佛合宗语录

序　言

仙宗果位，了证长生。佛宗果位，了证无生。

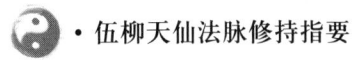

【白话】仙宗的果位，以了证长生不死为宗旨。佛宗的果位，以了证无生——不生不灭为境界。

然而了证无生，必以了证长生为实诣；了证长生，尤必以了证无生为始终，所以性命双修者也。

【白话】然而了证佛宗不生不灭的无生法忍境界，必先以了证仙宗长生不死功夫为真实造诣；了证仙宗的长生不死，尤必以了证不生不灭的无生境界为始终目的。只有这样，才可称为真正的性命双修。

欲修仙道者，先修成载道之器；欲成载道之器，必须先尽还虚之功。虚也者，鸿蒙未判之前，无极之初也。

【白话】欲修仙道，先要把自己修炼成可载道之大器；欲修炼成载道之大器，必须先尽返还虚无状态之功境。虚无状态，就是太极混沌之炁鸿蒙未判之前，无极之初的那种状态。

还虚之功，唯在对境无心而已。

【白话】还虚之功夫，唯在于"临事不动心，真是不动心"的对境无心之功夫境界而已。

所谓守中之理。中也者，乃虚空之谓中也。守也者，非拘守之谓守，乃致虚之谓守也。守中也者，不着意于二田，亦不纵意于二田，即所谓元神寂照二田，成一虚境是也。

【白话】所谓守中之理。中，乃虚空之谓。守，非拘守之谓守，乃守致虚无状态之谓。守中，不着意于中、下二丹田，亦不纵意于中、下二丹田，即所谓元神寂照于二丹田，成一虚无境界。

真药物，即真精也。彼后天交媾之精，即不真。先天元精乃谓之真精。

【白话】真药物，即真元精也。那种后天交媾之浊精，即不是真药物。只有先天元精乃谓之真精。

夫无念而得，为真精者固是也。虽有知真精，而不得元神灵觉如是；如是精虽真，而亦不得为真精用。

【白话】如果以无淫媾之念而得，为真精者固是也。虽然有知真精，而不得元神灵觉配合如法，如是精虽真，而亦不能发挥真精之功用。

得此真，即天仙矣，即同世尊佛矣。不得此真，皆为幻妄虚言矣。

【白话】得此真精并发挥其功用，即可成为天仙，即同世尊佛。不得此真精真法，皆为幻妄虚言。

古云："水源清浊要分别。"水喻真精，清即先天，浊属后天。源者，精炁之所由生者也。

【白话】古云："水源之清与浊要加以分别。"水喻真精，清即指先天而言，浊则属后天。源者，精炁之所以由泉源生出来之处所。

若不向源字上辨，只于清浊字劳心，谓后天中以无形之精为清，以有形之精为浊，呜呼！此地狱中种子之说也。

【白话】若不向"泉源"二字上进行辨别，只在清浊二字上劳心，谓后天中以无形之精为清，以有形之精为浊，呜呼！此是要下地狱中去说法啊。

殊不知先天元精，由静极而自动，炁至足而源至清，即谓真药物矣。

【白话】殊不知先天元精，由达静极状态而自然发动，此时炁至足而源至清，即谓真药物矣。

而元神灵觉即能和合，是谓以觉合觉，随而采取，随而烹炼，不作世缘念想。用工一刻，即长一刻之黄牙，而金丹可就，仙道可冀。

【白话】而此时元神灵觉即能与之和合为一，是谓以炁觉合神觉，随而采取，随而烹炼，不作世缘爱欲念想。小周天用工一刻，即长一刻之黄牙真炁，如此则金丹可就，仙道可有希望。

金丹成时是命住。神得定，是性住。

【白话】金丹成就时，是谓生命常住。神得常定，是谓真性常存。

于此辨得"源"字真，"药"斯真矣。

【白话】于此辨得"源"字之真义所指，所得之"药"是为真药。

"意定神全水源清，意动神行水源浊。""心动，则神不入炁；身动，则炁不入神。"

【白话】"后天意定则神全，水源至清；后天意动，神行妄驰，水源浊矣。""心若妄动，则神不入炁而和合；身若妄动，则炁不入神而和融。"

精一也。有元精、淫精之异名者，是由主宰之者而致有异也，岂自异哉！

【白话】精是纯一的。分别为元精、淫精之异名，是由其主宰之神意不同而致有异，岂自异哉！

然元精在身中，静笃时，无形之精也，即元炁，即先天。虽能生后天有形，不得神宰，亦止于先天无形，而不自为后天生有形。虽久而不采不炼，亦只成先天散炁而已。

【白话】然而元精在身中，静笃之时，乃无形之精，即静为元炁，即名先天之精。它虽能生后天有形之物，不得神意主宰，亦止于先天无形之元精，而不能自然成为后天而生有形之物。无形元炁虽久而不采不炼，亦只成先天散炁而已。

有神宰为交感之用,而后变化成后天,非自成后天也。
【白话】只有神识主宰为交感精之用,而后才变化成后天之浊物,非其自然成为后天之浊物。

当其隐于寂静之中,静极而自动,曰生精;是天地人自然循环之生理,当如是也。
【白话】当元炁隐于寂静之中,静极而自然发动,就叫生精;这是天地人生自然循环之生理,当如是加以理解。

故修丹者,由静极而生之精,名曰精,而实非精,故曰元精。
【白话】故修习丹道者,由静极而生之精,方便名之曰精,实乃元炁之动而非精也,只好方便名之曰元精。

未妄动而炁本自足,炁足则能成丹,转运而胎神出神也。
【白话】未妄动之炁本自具足,炁足则能成丹药,转变运化而能助道胎之神,乃致出神。

后天精不耗散,则先天精亦不耗散。后天盛,则所生先天亦盛。
【白话】后天之精不耗散,则先天元精亦不耗散。后天之精旺盛,则所生先天元精亦旺盛。

胎息而能冲和大定。
【白话】胎息中炁气神意浑融无间就能冲和大定。

和而能冲,冲而无极,冲和之理得矣。

【白话】炁气神意和合而能冲融，冲融和谐而无过之与不及，冲和之理得矣。

冲和者，言不息之息中妙义也。世人不知调息之谓何？我则曰：调其息之和而可冲也。

【白话】冲和者，是言不息之息即胎息中自然冲融之妙义。世人不知调息之谓何？我则曰：调和其气息达胎息状态而可冲融也。

冲和者，禅定之妙义。王重阳真人说："神炁冲和成大药。"

【白话】冲和者，进入念止息住禅定状态便能深悟其妙义。王重阳真人说："神炁冲和成大药。"

以此久守于丹田，亦可为长生人仙。如炁足者，亦如"留得阳精，决定长生"者之小效。所有八百岁如钱铿者，有七百年老古锥，如佛弟子迦叶者，有一千七十二岁，如宝掌和尚者，皆是此类。

【白话】以此冲和炁久守于下丹田，亦可为长生人仙。如炁足者，亦如"留得阳精，决定长生"者之小效。所以有八百岁彭祖如钱铿者，有七百年老古锥，如佛弟子迦叶者，有一千七十二岁如宝掌和尚者，皆是此类。

何为胎息？其肇也，结胎之息炁，从无入有，而实若无；于不息中，而或暂有；有无兼用之际也。

【白话】何为胎息？其肇始也，为结胎之炁息，从无胎之息而入有胎之息，而实若无息；于不呼吸之不息中，而或暂有；此有胎之息与无胎之息兼用之际。

神驭元炁及呼吸气，归于黄庭之根而为胎。得此住定，谓之结胎。

【白话】元神驾驭先天元炁及后天呼吸之气，归于肚脐稍上黄庭、土釜之根而为丹胎。并在此住于大定以凝聚神炁，谓之结胎。

精既竭，而无顺以生人之具，即是无逆而生仙佛之本。有顺则有逆，谓见色便见心者，此也。谓"众生即佛"者，此也。无顺则无逆乃所补之难也。

【白话】人老体衰精既竭尽，而无顺以生人之器具，同时也是无逆而生仙佛之资本。有顺则有逆，所谓见色便见心。谓"众生即佛"者，亦如此。无顺则无逆，所以年老体衰补足精炁是很难的。

先天元精谓之真阳，得此真阳而炼性通神，入定而出定谓之阳神。不得真阳之精，配合性真以入定得定者，只名阴神。

【白话】先天元精谓之真阳之精，得此真阳之精而炼性通神，入大定而出定谓之阳神。不得真阳之精，配合性真以入定得定者，只名阴神。

调外药者，药有生时，有当采时，如不见调，则老嫩无别，皆不成丹。

【白话】调外药者，药炁有药生之活子时，也有当采之周天活子时，如不见神炁调和，则老嫩无别，皆不成丹。

王重阳真人云："呼吸相应，脉住气停，静而生定。大定之中，先天一炁，自虚无中而来。"又云："定中知动，方是造化。"邱长春真人云："息有一毫之不定，命非己有。"马丹阳真人云："定息采真铅。"又云："定里见丹成。"又云："工夫常不间，定息号灵胎。"紫阳真人云："性定可以炼丹，不定而阳不生。阳生之后，不定而丹不结。"

【白话】王重阳真人云："先后天呼吸相应，脉住气停，静而生定。大定之中，先天一炁，自虚无静定中而来。"又云："定中知动，方是能造能化。"邱长春真人云："息有一毫之不定，命非己有。"马丹阳真人云："定息之中才能采得真铅。"又云："静定里才能见到丹成。"又云："工夫常不间断，定息之中的元炁号称灵胎。"紫阳真人云："性定可以炼丹，不入静定而阳炁不生。阳炁生发之后，不入静定则内丹不结。"

问形神俱妙。是到得大定而出定，即得不死不坏之形，不生不灭之神。神能超越天地，而形亦随之超越天地，何不可言俱妙？即此一得永得，直到还虚后，亦即是这个俱妙。

【白话】问形神俱妙。这是到得大定之后而出定，即获得不死不坏之形身，不生不灭之阳神。阳神能超越天地，而形身亦随之超越天地，为何不可言形神俱妙？即此一得永得，直到还虚后，即是这个形神俱妙。

又谓赤血化为白血者，此非所以语神仙、天仙也，乃人仙不老者，及尸解之类耳。

【白话】又谓赤血化为白血者，此非所以语神仙、天仙，说的是已修至人仙不老者，及尸解之类。

古天仙又云："说尽万千差别法，总与金丹事不同。"

【白话】古天仙又云："说尽万千后天有为法门的差别法，总与金丹大道修持之事是不相同的。"

问炁满不思食，神满不思睡，必如何得满？

补精之法，谓之筑基。凡人之精，已为淫媾耗损，无修仙之基，为不满之物。大修行者，补精时，必遇精生于先天之真时，即用火以熏蒸，熏蒸即补也。补到化炁，而在内未发生之本炁，亦并得到熏蒸之炁补。即此炁纯，无精可生，便知实满。百日内事也。

【白话】问炁满不思食，神满不思睡，必如何得满？

补精之法，谓之筑基。凡人之精，已为淫媾耗损，无修仙之基，化为坎卦中爻虚而不满之物。大修行者，补精时，必遇精生于先天静极生动之真时，即用小周天神火以熏蒸——即补也。补到精化为炁，而在内未发生之本炁，亦并得到熏蒸之炁补。即此炁已纯阳，精尽化炁而无精可生，便知坎卦中爻已实实补满。这是小周天百日筑基内事。

及所化之真炁，超脱过关时，前之炁归元海为坎实者，渐渐以坎实点离虚。虚得实而皆实，即有所谓"禅悦为食，法喜充满"。实则不饥，何用思食？

【白话】及至炼精所化之真炁，在超脱过关时，前之炁归元海为补，补到坎卦中爻实满，渐渐以坎卦实满之中爻去点化离卦中虚的中爻。虚得实点则坎离皆实，而复还成乾坤二卦，即有所谓"禅悦为食，法喜充满"之境界。如此坎离二卦皆实，实则不饥，何用思食？

若不食，则已渐入于仙。仙则神满。神满者，纯阳无阴也。

【白话】若至不思食时，则已渐入于神仙境界。神仙则谓之神满。神满，则纯阳无阴。

我故曰：必使神住定，炁亦随之而住定。神炁俱定，从一日之一日起，即能不睡。昼夜常觉，惺惺不昧。十二时中，无一时不入定，亦无一时不在定。如是，十月之间，方得神满不睡。

【白话】我故曰：必使元神住于定境，元炁亦随之而住于定境。元神元炁俱入定境，从一日之一日起，即能不睡。昼夜常觉常明，且惺惺不昧。十二时中，无一时不入定，亦无一时不在定境。像这样，十个月左右，就能够达到神满不思眠。

到此心无生灭，息无出入，已成阳神。仙佛到此，皆出阳神，便出色界，到无色界矣。

【白话】到此境界心无生灭，息无出入，已成阳神。仙佛到此境界，皆能出阳神，便出色界，到无色界矣。

昔张天师云："神一出，便收来，神返身中炁自回。如此朝朝并暮暮，自然赤子结灵胎。"

【白话】昔日张虚靖天师云："神一出去，便收回来，神返身中，炁亦随之自然回到身内。如此朝朝并暮暮，自然赤子结灵胎。"

仙家言胎息，言如胎中之息；息之在胎，呼吸不及于外，而若不呼吸者；渐入于定也。此息定，而性随之定，炁神皆是一神；神既一而全，而大定得矣。

【白话】仙家所言胎息，是如处于母胎中之息；息之在胎儿，呼吸不及于外，如若不呼吸一样；渐入于定境。此息一定，而性亦随之定，炁神皆融和是为一神；神炁既融一而全，而大定得。

精既绝，而无顺以生人之具，即是无逆而生仙佛之本。精不足者补之以炁，形不足者补之以味。

【白话】人老体衰精炁既绝，而失去顺以生人之器具，同时也是无有逆而生仙佛之资本。故而精不足者宜补之以炁，形不足者宜补之以五谷营养。

真阳之炁，由至静而微动，谓之鸿蒙一判。则此发觉便名曰情，俗谓之神情。复此神觉还为性真，当摄此炁同归，故曰摄情归性。其实即采取配合之说。"金来归性初，乃得称还丹。"凡言情者，兼神炁。

【白话】真阳之炁，由至静而微动，谓之混沌鸿蒙一判。则此发觉微动之炁，便名曰情，俗谓之神觉之情。复此神觉之情还为性真，当摄此炁同归,故曰摄情归性而性情合一。其实即是采取配合之说,"金炁来归性地之初,乃得称为还丹"。凡言情者,必兼神炁。

升降者,是采取烹炼之要旨。凝入者,是归根复命之秘机。但升降而行也,神炁合一,神在炁中;不升降而住也,神炁合一神在炁中;不说是凝神入炁穴也不得。

【白话】升进阳火、降退阴符,是采取烹炼之要旨。凝神入炁穴,是归根复命于炁穴之秘机。但升、降而行,须神炁合一,神在炁中;不升不降而住,亦须神炁合一,神在炁中;不说是凝神入炁穴,不可以。

若无呼吸,不能调和。若无熏蒸,不能补助。

【白话】若无呼吸火候,不能调和神炁。若无小周天熏蒸沐浴,不能补助真炁成实壮旺。

心能依息,万法归一。

【白话】若心能依息而息调,则万法归一,一归无息矣。

人当受天命而生时,则元炁是本根,原自有着落处,故发明之曰炁穴。

【白话】人当受天命而生时,则元炁是本根,原本自有着落之处,这个着落之处发明之曰炁穴。

强议无炁穴,自己落空亡,则归根无所归,复命无所复。

【白话】强议无有炁穴,自己落于空亡,如此则归根无所归处,复命无所复处。

如何是炁凝而灵?人从父母二炁初合,只为一炁耳!此炁渐化微形,中即有一点灵光,如萤光朗耀,渐微动为呼吸之状,呼吸成,形体全,而神明具也，以生。由是而观，非炁凝而后灵乎？且谓仙道炁凝而灵之妙者，原夫精化炁者，精由炁化，使炁不化精，而复补全其炁；炁以化神，而仙道成，则纯是一神，而不见有炁；非炁凝而灵何？唯此一灵，以动为用，则曰元神；在静时，则曰元性是也。

【白话】什么是炁凝而灵？人从父母二炁初交和合，只为先天一炁！此炁渐变化而微有形质，中间即有一点灵光，如萤光朗耀，渐而微动为呼吸之状，至呼吸成，次形体全，而神明具，以生身体。由是而观，非炁凝而后灵？且谓仙道炁凝而灵之微妙，原夫精化炁，即精由炁化，使炁不化为精，就能复补全其炁；此炁以化神，则仙道成，如此纯是一神，而不见有炁；非炁凝而灵何？唯此一觉灵，以动为用之时，则曰元神；在静伏之时，则曰元性。

凝神入炁穴，"太阳移在月明中"，凝神入炁并形成炁穴。

【白话】凝神入炁穴，"太阳之神光移在月明的太阴之炁中"，凝神入炁并形成炁穴、窍位。

"凡人之息以喉"，有出入息者；"真人之息以踵"，无出入息者。

【白话】"凡人之息粗浅，至喉而返"，有后天呼吸出入息；"真人之息深深，直达足踵"，已无后天呼吸之出入息者。

陈虚白言："息息归根，金丹之母。"根者，元炁所居之地，烹炼金丹之所，大药所生之处，即所谓炁穴，亦曰产药之西南本乡。炼成金丹，则曰根基。凡炼丹时，采药于此，运用周天火候于此，则息息不可不归于此。息息能归于此，则三家相见，金丹可成，生出一粒黍珠，而为服食之宝。以其金丹之所由以生，故曰母。此百日关中之理也。所言息息归根，便有主张。归者，即神凝炁穴之理。

【白话】陈虚白言："息息归根，金丹之母。"所谓根，先天元炁所藏之地，烹炼金丹之所，大药所生之处，即所谓之炁穴，亦曰产药之西南本乡。炼成金丹，则曰成仙了道之根基具备。凡炼丹时，采药于此，运用周天火候于此，则息息不可不归于此炁穴。息息能归于此炁穴，则炁气神三家相见，金丹可成，生出一粒黍珠，而为服食之宝。归根之炁穴，以其金丹之所由以生，故曰母。此小周天炼精化炁百日关中之理。以上所言有了息息归根之处，炼丹便有主张。所谓归者，即神凝炁穴之理也。

（五）金仙证论与慧命经

——柳华阳禅师

序　炼丹

精生者，元炁之动，是谓精生。探者，探其炁之妙处。必须以我之正念，敛收微细之神，诚志专意，探入其炁之动所，招摄已生之精，归于本穴，用火烹炼。

【白话】什么叫精生呢，元炁静极生动，是谓精生。探者，探其炁动微妙之处。必须以我无念之正念，敛收微细之神觉，诚志专意，探入其炁之动所，招摄已生之精，归于本位炁穴，而用火烹炼。

智者得师而明，愚者被师而误，皆因不悟群书简易之妙，而竟失于正理也。

【白话】智者得真师而明大道，愚者被歪师小术引诱而致误导，皆因不悟群书大道至简、大法至易之妙理，而竟失于正道之正理。

天地之间，富贵以及妻子是有定分。若大道则不然，可以苦志而得；古云：有志者事竟成。古来多少不该成道者，而竟成之，非生来有分。

【白话】天地之间，富贵以及妻子是有定分的。若修大道则不然，可以苦志而得；正如古云：有志者事竟成。可见古来多少不该成道者，而竟成之，其非生来有分。

回光返照，凝神入炁穴，则炁亦随神还矣；故谓之勒阳关，调外药，及至调到药产神知，斯谓之小药，又谓之真种子。

【白话】回光返照，凝神入炁穴，则炁亦随神还归炁穴；故谓之勒阳关，调外药，及至调到药产神知，神炁和合，才谓之小药，又谓之真种子。

马天君释《大洞经》曰："一阳初动之时，运一点真汞于脐下迎之。"是为勒阳关之法也。……用丹田自然之呼吸炼之。

【白话】马天君诠释《大洞经》曰："一阳初动药炁萌生之时，运一点真汞神意于脐下动处迎之。"这是勒阳关、调外药之法……用丹田自然之呼吸炼之。

然古人但言调药，而不言调法，

自注：法，即绵绵不断之旨。七悟云："一阳初动，凝神入炁穴，息息归根。"

不言调所，

自注：所，即炁之融动处。

又不言调时，

自注：时，即外物动之时。

一调药之虚名，在于耳目之外。

【白话】然而古人但言调药，而不言调药之法，

自注：法，即绵绵不断之旨。七悟禅师云："一阳初动，凝神入炁穴，

以绵绵不断的呼吸，调得息息归根"即其法。

不言调药处所，

自注：处所，即炁之融动处。

又不言调药之时机，

自注：时，即静寂中外物生殖器萌动之时。

一调药之虚名，在于耳目之外。

既知调药矣，则元精不外耗，而药炁自有来机焉。此古圣不肯轻言直论，予明而显之曰：未有知机而不采者；未有不调药而先采者；知此或缺焉，是不得药之真故也。且欲得药之真者，惟赖神之静虚，炁则生矣。冲虚谓之"动而觉"。

自注：动者，炁也。觉者，神也。

以此不惧不惊，待盛而后起。冲虚谓之"复觉"。此时即药炁之辨机，不令其顺而逆之，斯谓之"采药"。鼎中既有药炁，则有周天之火候。

【白话】既知调药之法，则元精不再外耗，而药炁自有来机焉。此古圣不肯轻言直论，予明而显之曰：未有知时机成熟而不采者；也未有不调药至时机成熟而先采者；知此时机但缺乏火候之掌握，是不得药的老、嫩之真故。且欲得药炁之真者，唯赖神之静虚，药炁则生矣。伍冲虚真人谓之"动而觉"。

自注：动者，炁也。觉者，神也。

此时不惧不惊，得药炁旺盛而后起周天火候。冲虚谓之"复觉"。此时即药炁之辨机，不令其顺出生儿育女，而令其逆之归炉，斯谓之"采药"。鼎中既有药炁，则有小周天之火候。

仙道以神炁二者熏蒸封固，喻之曰炉鼎。

【白话】仙道以神炁二者的小周天熏蒸封固之河车、道路，喻之曰炉鼎。

神炁升为鼎，起止为炉。

【白话】神炁以升上乾首泥丸宫处为鼎，坤位火发起止之处为炉。

当其始也，

　　自注：元炁初生。

精生外驰，以神入精中，则呼吸之气，随神之号令，摄回中宫，混合神炁；神则为火，而炁为炉。

　　自注：以神炁言者，神在炁中，炁则为炉，神则为火也。

欲令此炁而藏伏者，唯神之禁止；炁则为药，而神为炉。

　　自注：以炁神言者，炁在神内，神禁止其炁；神在炁外，神则为炉，而炁则为药也。

即古人所谓"炁穴为炉"是也。

　　自注：以形言者，指丹田为炉。神炁归藏于此，此即调药之炉也。

乃其采药运周天者，当从炁穴坤炉起火，升乾首以为鼎，

　　自注：乾在上为鼎，坤在下为炉。

即古人所谓"乾坤为鼎器"者是也。

　　自注：以形言者，首腹为炉鼎，即之周天之炉鼎也。

见神炁之起伏，

　　自注：起是升，伏是降。

而鼎器在是矣。

　　自注：有神炁即有炉鼎，无神炁即无炉鼎。

然古人将神炁二者借喻鼎器，或以丹田为炉，而以炁穴为鼎者；或以坤为炉，而以乾为鼎也。

【白话】当其始也，

　　自注：元炁初生。

一 《伍柳天仙法脉》摘要

精生外驰之时，此时以神入精中，则呼吸之气，随神之号令，摄回中宫，混合神炁；如此神则为火，而炁则为炉。

自注：以神炁言者，神在炁中，炁则为炉，神则为火也。

欲令此药炁而藏伏者，唯神之禁止；此时炁则为药，而神为炉。

自注：以炁神言者，炁在神内，神禁止其炁；神在炁外，神则为炉，而炁则为药。

即古人所谓"炁穴为炉"。

自注：以形言者，指丹田为炉。神炁归藏于此，此即调药之炉。

乃其采药运周天者，当从炁穴坤炉起火，升乾首以为鼎，

自注：乾在上为鼎，坤在下为炉。

即古人所谓"乾坤为鼎器"。

自注：以形言者，首、腹为炉、鼎，即行小周天之炉鼎。

见神炁之起伏运行，

自注：起是升而进阳火，伏是降而退阴符。

而鼎器则在其中矣。

自注：有神炁即有炉鼎，无神炁即无炉鼎。

然古人将神炁二者借喻鼎器，或以丹田为炉，而以炁穴为鼎；或以坤为炉，而以乾为鼎。

今予阐明，正合吕祖所谓真炉鼎，真橐籥，知之真者，而后用之真。用之真者，而后证果得其真矣。

【白话】今天予以阐明，正合符吕祖所谓的真炉鼎，真橐籥，只有知之真者，而后用之真。用之真者，而后必然证果亦得其真。

觅法寻师问正传，若无真诀难成仙。

【白话】觅正法寻真师，叩问天仙法脉正传，若无真师授予真诀，难成

大罗金仙。

六祖《坛经》曰："有情来下种。"

自注：有情者，非欲念之情，乃妙道中元机萌动之人情。故龙牙禅师云："人情浓厚道情微，道用人情世岂知？空有人情无道用，人情能得几多时？"

【白话】六祖《坛经》曰："有情来下种。"

自注：有情者，非欲念之情，乃妙道中元机、玄机萌动之人情。故龙牙禅师云："人情是浓厚的，道情是微妙的，修道须用人情萌动之机，世间俗人岂能知之？空有人情，未被道情、道性所用，人情难以长久，生死难料也。"

元育曰："要觅先天真种子，须从混沌立根基。"

自注：古人言真种子不一，或有言神是真种子，或有言炁是真种子；而不言真种子其父母所由生之理；故世人被此颠倒之言所惑。《元学正宗》云："始者，上下相交混而为一。"盖混沌者，乃天地合璧之事，即神炁会和之时。若觅先天真种子，先须明种子之父母。盖神炁比如天地，天地即种子之父母也。神入炁中，则是天入地中之象，即为混沌之时也。真种子原由神炁而生，神炁若不交，安得有真种子？

【白话】朱元育真人曰："要觅先天真种子，须从混沌立根基。"

自注：古人言真种子时说法颇不一致，有言神是真种子者，有言炁是真种子者；而都不言真种子其父母所由生之理；故常人被此颠倒之言所迷惑。《元学正宗》云："起始功夫，令上神下炁相交混沌而为纯一。"盖混沌者，乃天地合璧之事，即上神下炁会和之时。若觅先天真种子，先须明种子之父母。神炁比如天地，天地即种子之父母。神入炁中，则是天入地中之象，即为混沌之时。真种子原由神炁混沌而生，神炁若不交，安得有真种子？

旌阳祖师云:"与君说破我家风,太阳移在月明中。"

自注:《望江南》词云:"日精若与月华合,自有真铅出世来。"盖太阳喻神,月明喻炁。移在者,神炁相会也。古云:"要知大道希夷理,太阳移在月明中。"

【白话】许旌阳祖师云:"与君说破我之家风,太阳之神移在月明之炁之中。"

自注:《望江南》词云:"日精之阳神若与月华之阴炁会合,自然有真铅生产出世来。"这里太阳比喻神,月明比喻炁。移在,即神炁相会。古云:"要知大道希夷理,太阳移在月明中。"意思相同。

学者凝神之时,炁穴之神,能觉进吸者,则炁自鼓自扇、自吹自嘘、自逆转矣。不用而自用之,何劳之有乎?混然子云:"神呼炁气归窍内,吹吾身中无孔笛。常觉在此息不用,归根而自归根矣。"

【白话】学者在凝神之时,炁穴之神,能觉知进吸者,则药炁自鼓自扇、自吹自嘘、自逆转。看似不用而实自用之,何劳之有为法?混然子云:"神呼炁气自然归于窍内炁穴,炁穴中空如无孔笛,有两孔窍,自呼自吸颠倒而吹之,气炁自归。如此则常觉常明,有为之息不用,不期药炁归根而自归根。"

冲虚子曰:"调到真觉,则得真炁。"

自注:觉者,乃时至神知。故其本灵之心体不能昧,谓之觉。若能如法调药,则自有造化之机发见于外,可不劳而自知矣。

【白话】冲虚子曰:"调到真觉出现,则得真炁显现。"

自注:真觉者,乃药炁萌发之时,至灵之元神即行觉知。故其本灵之心体始终不能昏昧,即谓之觉。若能如法调药,则自有造化之炁机发见于外,可不劳而自知矣。

栖云先生曰："人吃五谷，化为阴精。不曾锻炼，此物在里面作怪。只用丹田自然呼吸之气，吹动其中真火，水在上，火在下，水得火，自然化而为炁。其炁上腾熏蒸，传透一身之关窍，流通百脉。烧得里头，神嚎鬼哭，将阴精烧尽，阴魔消散矣。"又，觅元子曰："阴精者，五谷饮食之精。苟非巽风坤火，猛烹急炼，此精必在身中思想淫欲，搅乱心君。务要凝神调息，使橐籥鼓风，而风吹火烹，炼阴精化而为炁。其炁混入一身之炁，此炁再合先天之炁，然后先天之炁，再从窍内发出而为药。

【白话】栖云先生曰："人吃五谷，化为阴精滋养脏腑。阴精不曾得到锻炼而化为元精，此物在里面兴情欲之浪作怪。只有用丹田自然呼吸之气，吹动其中元炁真火，肾水在上，风火在下，水得火，自然化而为动炁。其炁上腾熏蒸，传透一身之关窍，流通百脉。动炁烧得里头，神嚎鬼哭，将阴精烧尽而化炁，阴魔幻觉则消散。"又，觅元子曰："阴精者，五谷饮食之精华。苟非用武火、巽风坤火，猛烹急炼，此阴精必在身中思念淫欲熟路，搅乱心君不得安宁。务要凝神调息，使橐籥鼓风，而风吹火烹，炼阴精化而为元炁。其炁混入一身之炁，此炁再合先天之炁，然后先天之炁再从玄窍内发出而为药。"

予故曰：自始还虚而待元精生，以神火而化，以息风而吹，以静而浑，以动而应，以虚而养，则调药之法得矣！

【白话】予故曰：自始还归虚无状态，静中一动而待元精发生，此时即以神火驾驭呼吸气而化阴精为元精，以文火息风而吹嘘温养，以虚静而浑融神炁，待其动时即以呼吸之气而应之——勒回阳关，以虚灵之光寂照而培养壮大，如此则调药之法得矣！

广成子曰："人之反复呼吸彻于蒂，一吸则天气下降，一呼则地气上升，我之真炁相接也。"

自注：降吸呼升者，即先天后天二炁之机也。然后天气吸，则先天炁升焉；升是生于乾，而为采取也。后天气呼，则先天炁降焉；降是降于坤，而为烹炼焉。若以口鼻一呼一吸为升降者，则去先天之炁远矣。

【白话】广成子曰："人之后天反复呼吸彻于命蒂，一吸则乾宫之天气下降，一呼则坤位之地气上升，我之真炁与之相接。"

自注：降吸呼升，即先天后天二炁之机。然后天气吸，则先天之炁升；升则是升于乾宫泥丸，而为进阳火采取。后天气呼，则先天之炁降；降则是降于坤位炁穴，而为退阴符烹炼。若以口鼻后天气一呼一吸为升降，则去先天之炁远矣。

觅元子曰："乾坤阖辟，阴阳运行之机：一吸则自下而上，子升；一呼则自上而下，午降；此一息之升降也！

自注：阖辟者，乃内外呼吸之元机。盖外面之气降，里面之炁则过我而升；外面之气升，里面之炁则过我而降；此乃周天之密机。

【白话】觅元子曰："升乾降坤阖辟之机，阴阳运行之机枢：一吸则自下而上升，自会阴子位升；一呼则自上而下降，从乾宫午位降；此一息之升降也！

自注：一阖一辟者，乃内外呼吸玄元之机。外面之后天气下降，里面之先天炁则过我而上升；外面之后天气上升，里面之先天炁则过我而下降；此乃周天运转之密机。

冲虚子曰："当吸机之阖，我则转而至乾，以升为进。当呼机之辟，我则转而至坤，以降为退。"

自注：吸机之阖固是下，然而内里之机要上，上者自下而升至于乾，为进阳火，为采取；呼机之辟固是上，然而内里之机要下，下者自上而降至于坤，为退阴符，为烹炼，此即内外阖辟之机也。

【白话】冲虚子说："当吸机之阖，我之炁机则由下面子位转而升至乾宫午位，即以升为进阳火。当呼机之辟，我之炁机则由上面午位转而至坤宫子位，即以降为退阴符。"

自注：吸机之阖固是下，然而内里之炁机却要上，上者自下而升至于乾，为进阳火，为采取；呼机之辟固是上，然而内里之炁机却要下，下者自上而降至于坤，为退阴符，为烹炼，此即内外阖辟之机枢。

功到时至，此物当产之时，不知不觉，忽然丹田融融洽洽，周身舒绵快乐；痒生毫窍，身心无主；丹田暖融渐渐而开，阳物勃然而举。忽然一吼，呼吸顿断；心物如磁石之相禽，意息如蛰虫之相含；不觉入于恍惚，天地人我，莫知所之。浑浑沦沦，又非今之禅家，枯寂无为。恍惚之中心自不肯舍其物，物自不肯离其心，相亲相恋，扭结一团。其中景象，似施似禽，而实未见其施禽；似泄似漏，而实未见其泄漏；其妙不可言语形容。故《心经解》云："一阳初动，有无穷之消息。"少焉，恍恍惚惚，心又复灵；呼吸复起；丹田之炁，自下往后而行。肾管之根，毛际之间，痒生快乐，实不能禁止。所谓炁满任督自开，此之谓也。迅时速采归源，转大法轮。必然此物元炁满而有溢，则前功废却也。盖此篇全泄天机，余三十余年方得妙道。后之修士，行功到此，切记！切记！莫忽却其中景象，但得二三，即是真种所产矣。故不必规矩如此，而又在禀受形体有同异之别也。

【白话】功夫到达时机成熟，此物、元炁当产之时，不知不觉，忽然感到丹田融融洽洽，周身舒绵快乐；痒生毫窍，身心无主；丹田暖融渐渐展开，阳物生殖器勃然而举。忽然一吼，呼吸顿断；心、物元炁如磁石之相禽，意、息如蛰虫之相含；不觉入于恍惚，无有天地人我之相，莫知所之。浑浑沦沦，又非今之禅家，枯寂无为。恍惚之中心自不肯舍其物、元炁，物、元炁自不肯离其心，两者相亲相恋，扭结一团。其中景象，似施似禽，而实未见其施翕；似泄似漏，而实未见其泄漏；其妙不可言语形容。故《心经解》云："一阳初动，有无穷之消息。"不一会儿，恍恍惚惚，心又复归灵明；呼吸复起；丹田之炁，自下往后而行。肾管之根，毛际之间，痒生快乐，实不能禁止。所谓炁满任督二脉自行冲开，此之谓。迅时速采归源炁穴，自转任督二脉大法轮而烹炼之。否则，必然此物、元炁满而又溢，则前功废却。此篇全泄天机，余三十余年方得之妙道。后之修士，行功到此，切记！切记！莫忽却其中景象，但得其中二三景象，即是真种所产。故不必规矩如此，而又在禀受形体有同异之别，而致景象亦有别。

凡临机转法轮之际，一意驭二炁，而运行之法，又在乎神之协真炁而同途，不可起于他见。于十二规，全仗呼吸催运，以吸数定其法则；自采以至于归根，不可须臾离也！离则断而不续，不成舍利矣！

自注：凡转法轮之际，意主丹田而为轮心，神运炁而为轮爪，呼吸催逼而为轮毂，亦出乎自然而然之消息。有何难哉？不起于他见者，转法轮之际，外除耳目，内绝思虑，一点真神，领炁循环。稍有他念，炁则散于别络，空转无益。且数者，每步四撰，升为阳，阳为乾 乾用九，四九三十六，乾策总九爻之四撰，二百一十有六。降为阴，阴为坤，坤用六四六二十四，坤策总六爻之四撰一百四十有四。合成三百六十数，成其法轮一转之途步。限度不差丝毫之规，则妙也哉！至也哉！是道也，苟不用此，万无所成！

此法自汉至今，秘而不宣，佛佛秘受，祖祖口传。余备全而泄尽。愿有志者，早成大道，夫三百六十数者，实非三百六十数，乃譬喻耳。

【白话】凡临机自转任督二脉大法轮之际，以一真意驾驭先、后天二炁，而运行之法，又在乎元神真意之协同真炁而同途运行，不可起于他见而散乱。运行于十二规程时，全仗后天息气之呼吸催运，以吸、数定其法则；自采以至于归根炁穴，神意与药炁不可须臾离！离则断而不续，不成舍利！

自注：凡转法轮之际，真意主丹田而为轮心，神意运药炁而为轮爪，呼吸催逼而为轮毂，亦出乎自然而然之消息而运行。有何难哉？不起于他见者以免散乱，自转法轮之际，外除耳目干扰，内绝思虑纷扰，一点元神真意，领先、后二炁循环。稍有他念，药炁则散于别络，空转无益。且数息、数数时，每程途步四揲即四个呼吸，升为进阳火，阳为乾，乾用一个呼吸默数数一至九，四个呼吸乘九个数数，等于四九三十六爻，乾策总九爻之四揲，共计二百一十有六个爻数。降为退阴符，阴为坤，坤用一个呼吸默数数一至六，四个呼吸乘六个数数，等于四六二十四爻，坤策总六爻之四揲，共计一百四十有四个爻数。合成三百六十息、数，成其法轮一转之途步。限度不差丝毫之规，则妙也哉！至也哉！是小周天炼精化炁之道，如果不用此法，万无所成！此法自汉许旌阳真君传授至今，秘而不宣，佛佛秘授，祖祖口传。余今备全而泄尽，愿有志修道者，早成大道。夫三百六十数者，实非三百六十数，乃是譬喻。

吹嘘乃后天之气也，阖辟即先后二炁之机也。又答曰：昔朱子谓"一呼一吸谓之阖辟"，乃后天之说也；非大道精微，至妙至妙之玄机。请问曰：至妙可得闻乎？曰阖辟者，乃大道二炁相动相应，玄关中之消息也。有四个往来，故曰往来不穷。若以一呼一吸两个往来为阖辟者，则有穷焉；非真玄关也。又问曰：吹嘘与阖辟何所分别用法？曰：吹嘘者，神炁不动之义也。阖辟者，神炁俱动之义也。夫阖辟之神炁，又在乎动与不动间耳。若出乎玄关之外动者，非炼药之阖辟；神炁亦不能相交相合，孕为真种。

自注：阴精在丹田内作怪，使心君妄动，扰乱主人之故耳。即当用阖辟之法，鼓动炉内真火，化此阴精，是谓秘密天机，救命宝法也。

【白话】吹嘘乃后天之气也，阖辟即先后天二炁之机枢也。又答曰：昔朱子谓"一呼一吸谓之阖辟"，乃后天气之说，非大道精微，至妙至妙之玄

《伍柳天仙法脉》摘要

机。请问：至妙可得闻？答：阖辟，乃大道先、后天二炁相动相应，玄关现象中之消息。有先后天二炁之四个往来，故曰往来不穷。若以一呼一吸两个往来为阖辟，则有穷焉，非真玄关现象。又问：吹嘘与阖辟何所分别用法？答：吹嘘，是神炁不动温养沐浴之义。阖辟，为神炁俱动运转变化之义。阖辟之神炁，又在动炼与不动温养间。若出乎玄关之外而动炼，非炼药之阖辟；神炁亦不能相交相合，而孕为真种。

自注：阴精在丹田内欲念生起而作怪，使心君妄动，扰乱主人心田之故。即当用阖辟之法，鼓动炉内元炁真火，化此阴精，此是秘密天机，救命宝法。

炼阴精者，谓人食五谷百味所化之精华，名曰津液，是滋养五脏之后天皆属渣滓，昼夜滋润乎周身；而至于丹田者，则为阴精也。此精时刻作怪，搅乱心君，引动元炁之散泄。

【白话】炼化阴精为元精，谓人食五谷百味所化之精华，名曰津液，是滋养五脏之后天物，皆属渣滓，昼夜滋润周身；自周身阴平阳秘后而至于丹田，则为阴精。此精气时刻作怪，欲念生起而搅乱心君，引动元炁散泄，不可不炼而化之。

安乐太平之禅定，勿助勿忘而养，常寂常照而温。静定之中，忽觉一轮皓月，悬于当空，留而待之；一轮红日，升于月中，收而藏之。……一轮金光，本是我所有之物，取而归之，为化形之妙药。收而养之，子又生乎其孙。愿备行满之时，隐于深谷绝迹，还虚合乎妙道，是谓如来末后之事也。

自注：且出定之初，万物不可著。只候自身中一轮金光现于空中，将法身近于光前，以法聚光，取于法身内；遂即法身入于凡身。久久乳汁，则凡身立可化为炁矣。恐不得此金光者，则凡身不能化为炁，故有留身之说者，谓此也。又在德行之故耳。此即万古不泄之天机，今则泄矣。

【白话】安乐太平之深层禅定，勿助勿忘而养，常寂常照而温。静定之中，忽觉一轮皓月悬于当空、上丹田，留而待之；一轮红日，升于月中而日月合璧，遂收而藏之。……一轮金光，本是我所有之物，取而归之窍内，为化形为炁之妙药。收此金光而温养之，子又生乎其孙、乃至千百亿化身。愿备行满之时，宜隐于深谷绝迹，还虚合乎妙道，是谓如来末后之事。

自注：且出定之初，万物不可著。只候自身中一轮金光现于空中，将法身近于光前，以法聚光，取于法身内，遂即法身入于凡身。久久乳汁，则凡身立可化为炁矣。恐不得此金光者，则凡身不能化为炁，故有留身之说者，谓此也。又在德行之故耳。此即万古不泄之天机，今则泄矣。

二 黄元吉《道德经讲义》及语录
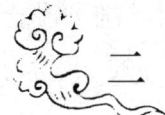

自序

三教之道,圣道而已。儒曰至诚,释曰真空,道曰金丹,要皆太虚一炁贯乎天地人物之中。唯圣人独探其原、造其极,与天之虚圆无二,是以成为圣人……

自古圣贤无有只修其身不应乎世者,观天地即可知圣贤矣。

光绪十年(1884)

学人下手之初,别无他术,唯一心端坐,万念悉捐,垂帘观照于心之下肾之上仿佛有个虚无窟子,神神相照,息息常归,任其一往一来,但以神气两者凝住中宫为主。不顷刻间,神气打成一片矣。于是听其混混沌沌,不起一明觉心,久之恍恍惚惚,入于无何有之乡焉。斯时也,不知神之入炁、炁之入神,浑然一无人无我、何地何天景象,而又非昏聩也,若使昏聩,适成枯木死灰。修士于此,当灭动心,莫灭照心,唯是智而若愚,慧而不用。于无知无觉之际,忽然一觉而动,即太极开基。须知此一觉中,自自然然,不由感附,才是我本来真觉。道家谓之玄关妙窍,只在一呼一吸之间。其吸而入也,则为阴为静为无,其呼而出也,则为阳为动为有,即此一息之微亦有妙窍。人欲修成正觉,唯此一觉而动之时,有个实实在在、的的确确、无念虑、无渣滓一个本来人在。故曰：天地有此一觉而生万物，人有此一觉而结金丹。但此一觉犹如电光石火，当前则是，转眼即非，所争只毫厘间耳。学者须于平时审得清，到机方能把得住。古来大觉如来亦无非此一觉积累而成也。修士兴工，不从无欲有欲、观妙观窍下手，又从何处以为本乎？虽然，无与有、妙与窍，无非阴静阳动，一炁判为二炁、二炁仍归一炁而已矣。以其静久而动，无中生有，名曰一阳生、活子时；以其动极复静，又有还无，名曰复命归根。要皆一太极所判之阴阳也，两者名虽有异，而实同出一源，太上谓之玄。玄者，深远之谓也。学者欲得玄道，必静之又静，定而又定，其中浑无物事，是为无欲观妙，此一玄也。及炁机一动，虽有知、却不生一知见，虽有动、却不存一动想，有一心，无二念，是为有欲观窍，此又一玄也。至于玄之又玄，实为归根之所，非众妙之门而何？所惜者，凡人由此妙窍，不知直养，是以旋开旋闭，不至耗尽而不已。智人于玄关窍开时，一眼觑定，一手拿定，操存涵养不使须臾或离，所以直造无上根源，而成大觉金仙。

下手工夫在玄关一窍……余无可进步也。……天地忽辟之际，静极而动，一觉而醒，则人侦炁于动，为炼丹之始基。第此倏忽之间，非有智珠慧剑，不能得也。要之，念头起处为玄牝，实为开天辟地、生人育物之端，自古神仙无不由此一觉而动之机造成。又曰无欲观妙、有欲观窍，两者一静一动，互为其根，故同出而异名。

道家曰"玄关"，其中有无思无虑之密。大道根源，端本于此。一经想象，便落窠臼；一经拟议，便堕筌蹄。

凡人打坐之始，务将万缘放下，了无一事介于胸中，唯是垂帘塞兑，观照虚无丹田，凝起神又要调息，调起息仍要凝神，如此之久，神炁并成一团，顷刻间自入于杳冥之地，此为无也；及无之至极，忽然一觉而动，此为有焉。我于此一念从规中（丹田、炁穴）起，混混续续、兀兀腾腾，神依炁立,炁依神行,无知有知,无觉有觉,即玄牝之门立矣。由于恪守规中,凝神象外,一呼一吸一往一来,务令气炁归玄窍,息息任天然……道成德自立,实至名自归,圣人纵不居功,而天下后世咸称道不衰,是不言功而功同日月,不言名而名重古今……修道者舍此玄关一窍,别无所谓道矣……教人从有无(动静)相入处,寻出玄关一窍,为炼丹之本根……下手有基,通天有路矣。

与其求之无极不可捉摸,何如求之阴阳更有实据!

虚心以养神,实腹以养气,顺理以成章,性命以不离。

兹欲修道,须知聪明智慧皆为障道之魔……人心死而道心生,知见灭而慧见昭矣。

太上示人下手之工曰:"谷神不死。"何以为谷神?山穴曰谷,言其虚也;变动不拘曰神,言其灵也。不死,惺惺不昧之谓也。人能养得虚灵不昧(之神)以为丹头,则修炼至易;然而无形无影,不可捉摸,必于有声有色者而始得其端倪。古云:"要得谷神长不死,须凭玄牝立根基。"何以谓之玄?玄即天也。何以谓之牝?牝即地也。天地合而玄牝出,玄牝出而阖辟成,其间一上一下,一往一来,旋循于虚无窟子,即玄牝之门也。……凡人顺用之则为死户,圣人颠倒之则为生门。人欲炼丹以成长生久视之道,舍此玄牝之门,别无他径也。非天地之根而何?

所谓"静则为元神,动则为真意",是其中胎息一动,不要死死着于丹田,必于不内不外之间,观其升降往来,悠扬活泼,即得真正胎息也。古人云"出玄入牝",是出非我本来面目,入亦非我本来面目,唯此一出一入间,中含妙谛,即虚灵也,所谓"真阴真阳形而为真一之炁"是也。……谷神者太极之理，玄牝者阴阳之气……唯借空洞之玄牝，养虚灵之谷神，不即不离，勿忘勿助，斯得之矣。

静则无形，动则有象，静不是天地之根，动亦非人物之本，唯动静交关处乃坎离颠倒之所，日月交光之乡，真所谓天地根窟也。学人得到真玄真牝一升一降，此间之炁凝而为性、发而为情，所由虚极静笃中生出法象来。知得此窍，神仙大道尽于此也。

大道原无他妙，唯是神炁合一，还于无极太极、父母生前一点虚灵之炁而已矣。

一呼一吸之间，微阳偶动，即一眼觑定，一手拿住，运一点己汞以迎之，左旋右抽，提回中田，凝聚不散……不片刻间，而真阳大生，真炁大动矣。由是运行河车，自虚危穴起火，引至尾闾，敲九重铁鼓，立三足金蟾（神意），上升于顶，俱要一心专注，不二不息，及至升上泥丸，牟尼宝珠已得，若不于此温养片刻，则泥丸阴精不化，怎得铅汞融合成甘露神水以润一身百脉？

既温养泥丸矣，复引之下重楼，入绛宫，即午退阴符也。但进火之时，法取其刚，非用乾健之力，真炁不能自升；退符之候，法取其柔，非以柔顺之德，阳铅依然散漫，不能伏汞成丹。故曰："专气致柔，能如婴儿乎？"其意教人于阴生于午后，一心朗照，任其炁机下降，如如自如，了了自了，却不加一意，用一力……至绛宫温养，送归土釜牢封固，唯以恬淡处之，冲和安之，一霎时间，气息如无，神机似绝，此至柔也。温养片响，神炁归根，自如炉中火种，久久凝注，不令纷驰，自然真炁流行，运转周身，一心安和，四肢酥软，不啻婴儿之体……

所谓实而有者何？真阴真阳、同类有情之物也。所谓虚而无者何？先天大道根源、龙虎二八初弦之炁也。有炁而无质（碍），大道彰矣。故曰："阴阳合而先天之炁见，阴阳分而后天之器成。"《易》曰："形而上者谓之道，形而下者谓之器。"是非器无以见道，亦非道无以载器也。

《悟真》云："女子（性）著青衣（火生木），郎君（命）披素袄（水生金），见之不可用（后天水火土），用之不可见（先天木金土）。恍惚里相逢（混而为一），杳冥中有变。霎时火焰飞，真人自出现。"

天有天根，物有物蒂，人有人源。其本何在？（玄关）在将开未开、将生未生时也——活子时。"一阳初发，杳冥冲醒。"其机甚微，一手拿定。

邵子（咏玄关开诗）曰："冬至子之半，天根理极微。一阳初动处，万物始生时。"

虚极静笃之中，神机动焉，无象者有象，此离己之性光，木火浮动之象，即微阳生时也（性阳生）。再以此神光偶动之机，合目光下照，恍兮若有觉，惚兮若无知，其中阳物动焉（命阳生），此离光初交于坎宫者，其时炁机微弱，无可采取，唯有二候采牟尼法，调度阴跷之炁，相会于炁穴之中。调度采取为一候，归炉温养为一候，依法行持，不片饷间，火入水中，水里金生（炁），杳杳冥冥，此神炁交而坎离之精产矣。

然真精生时，意若寒灰，自然而然，周身酥软快乐，四肢百体之精气尽归于玄窍之内，其中大有信在，溶溶似冰泮，浩浩如潮生，非若前此之恍恍若有、惚惚似无、不可指名者也。此个真精，实为真一之精，非后天交媾之精可比，亦即为天地人物发生之初公共一点之精是矣。如冬至之阳，半夜之子……发端基址也。

离中真阴是恍惚中之物，坎中真阳是杳冥中之精。性光下照坎宫，真阳发动，故云有物。杳冥之精乃二五之精（阴阳、五行；性命与精、神、魂、魄、意），故云甚真。……凡息自停，真息乃见。

万物皆有两，唯太极无二。

炁一（专一）则动志（情志，肝主怒、心主喜……），志一（专一）则动炁（怒则气上、思之气结……）。苟不求养气而徒曰养心，无惑乎终身不得其心之宁者，多矣！

内药生，又曰大药产，为灵父灵母（灵知之神性、真知之炁命）交媾而育者。（神炁混沌为一）

凝神要也，而调息亦不可少。苟知神凝炁穴，而不知调呼吸之息下入阴蹻穴中，则神住而息不畅，无以煽风动火，使凡息停而真息见，凡心死而真心生；又况神火全凭神息，若无神息吹嘘，不唯水火不清，亦金胎不化。

于无知无觉时，忽然有知有觉，即是太极开基，玄关现象。"一阳初动处，万物始生时。"此际能把得住，拿得定，正所谓"捉雾拿云手段"，丹经云"时至神知"，又云"真活子时"，正谓此也。此时即当采取，若稍迟晷刻，又起后天知觉之私，不堪为金丹之药矣。

静之又静，沉之又沉，于无知无觉时，寻有知有觉处，庶乎得之。

有意属固执，无意堕顽空，有意与无意，生机（契机）在其中。

"乾坤交而结丹。"斯时阳炁上升泥丸，觉得头目爽利，天朗气清，另有一番景象，才算是真汞。以前之汞还是凡汞，不可以养成仙胎。铅汞会于泥丸，斯时之凡精凡汞合同而化，不见有铅，并不见有汞，只是一清凉恬淡之味，化为甘露神水，香甜可口，"醍醐灌顶"，从上腭落下，吞而服之，送入黄庭温养，即封固矣。此个真精一生，浑身酥软如绵，欲睡不睡，欲醒不醒，而平日动荡之身心至此浑然湛然，不动不摇，自安所止而得所止……此境非大静大定不能。若夫采取之法，即一意凝住，毫不分散，古人谓之"不采之采胜于采"是。所谓交媾者，即"神入炁中，炁包神外，两两不分"是。学人行一步自有一步之效验。若无真实处，工犹未至。天机毕露，人其自取证焉可。

气质不化，身何由固？所以剥肤存液，剥液存神，层层剥尽，方能与道合真。苟非精固气壮，焉能战胜群阴，扫除六贼，致令一身内外晶莹如玉，变化凡躯，炼成仙体哉？故曰"自胜者强"。

至若凡身脱化，真灵飞升，亦犹凡人之死。但凡人之死，死则神散；而圣人之死，死犹神完，形虽死而神犹生，乌得不与天地同寿耶？

夫炼精化炁为入胎之始，炼炁化神为成胎之终，不知止火，则炁不入胎，精虽炼而为炁，犹可因炁之动而复化为精，且不知止火，则神不凝于虚空，炁虽炼而成神，犹可因神之动而复化为炁。

今特详下手之工：如打坐之时，先凝神，继调息。到得神已凝了，不必有浩然正气至大至刚、充塞天地，只要心无烦恼，意无牵挂，觉得心如空器，一点不有，意若冰融，片念不生，此身耸立，恍如山岳静镇，不动不摇，由是以神光下照炁穴之中，默视吾阴跷之炁于绛宫之炁两相会于丹鼎之中，微微巽风缓缓吹嘘，自然精融炁化，此即炼精化炁也。何以知其炼精化气哉？前此未采外来之气与吾心中之神两相配合、会成一家，此个坎离各自分散，全不相依，呼吸亦不相调；到得收回外气以制内里阴精，气到之时，阴精自化。上下心肾之炁既合为一，自然绛宫安闲，肾府自在，外之呼吸与内之真息和为一炁，浑如夫妇相配，聚而不散，日充月盛，真阳从此现象矣，此即化炁之明证也。既已化炁，再行向上之事。

何谓向上之事？斯时呼吸合，神炁交，凝聚丹田，宛转悠扬，几如活龙游泳，一日有无数变化，我唯凝神于中，注息于外，听其天然，自然静极而动，动极而静，此即炼炁化神也。得到静定久久，我炁亦调，前此婉转流行于丹田者，此时烹炼极熟，觉得似有似无，若动若静，粗看不觉，细会始知。此际务将知觉之心一齐泯去，百想无存，万虑全消，即丹田交会之神炁，听它自鼓自调，自温自煅，我唯致虚守寂，纯任自然，神入炁中而不知，炁周神外而不觉。如此烹炼一阵，自有一阵香风上冲百脉，遍体熏蒸，此所谓神生炁也。又觉精神日长，智慧日开，一心之内，但觉一息从规中（丹田、炁穴）起，清净微妙，晶莹如玉，此所谓炁生神也。如此神炁交养，两两相生，斯时正宜撒手成空，不粘不脱，若有心，若无意，此炼神还虚之实际也。此三件功夫，一时可行可到。学人须遵道而行，不可但到神炁初交，未至大静，即行下榻；又不可但到神炁大交，凝成一片，两不分明，未到虚无清静自在之境，速离坐地。必须照此行持，从炼精起，至于炁长神旺，久久化为清净自然，再加归炉封固工法，然后合乎天地盈虚消息与一年春夏秋冬气象，如此始完全一周工夫。照此修持，自然我气益调，我神益静，自有无穷变化，不尽生机，由是日夜行工，绵绵密密，寂照同归，自有真炁熏蒸，上朝泥丸，下流丹府，透百脉而贯肌肤，勃然有不可遏之状。此河车之路自然而通，我不过顺其所通而略为引之足矣……久之丹成道立，走雾飞空，与天为徒。

人心不死，道心不生，凡息不停，真息不见。唯动极而静之际，忽来真意以主持之。此意属阴，谓之己土。少焉恍恍惚惚，阴阳交媾，大如杳冥之境，似梦非梦，似醒非醒，于此定静之中，忽觉一缕热气，混混续续，气畅神融，两两交会于黄房之间，将判未判、未判忽判，此即真铅现象；心花发露，暖气融融，元神跃跃，不由感触，自然发生，斯乃玄关兆象，太极开基也。斯时唯用一点真心发意以收摄之。此意属阳，为戊土。其实一意，不过以动静之机分为戊己之土而已。盖玄牝（关）未开，混沌之中有此真意为主，即无欲观妙之意，谓之阴土；及玄牝（关）开而真机现，即有欲以观窍，谓之阳土。一为无名天地之始，一为有名万物之母。生天生地生人生物，皆此一点真意为之贯注。

修行人能以真意主宰运行，庶不至感而有思，动而他驰。所谓"天关由我，地轴由心"，"宇宙在乎身，万化生于心"。皆此时之灵觉为之运用而主持也。故曰：略先一息，则真机未现，采之无益；略后一息，则凡念已起，采之有多夹杂，不堪为我炼丹大药。此须有大智慧、大力量，方能于此一息之中认得清、把得定，以为成仙证圣之本。虽然，此个玄关，始而其炁柔脆，只觉微有点热意从下元起，久则踊跃周身，似有不可遏抑之势。学人须于微妙处辨得明白，以我真意主持，毫不分散，久之炁机大有力量，一任兀兀腾腾，随其所至，不加一意，不参一见，斯得之耳。到得炁机壮旺，一静即天机发动，迅速如雷，虽一切喧闹之乡，不能禁止。总要有灵觉之心为之主持，乃无差也已。

天有盈虚消长，人有寿夭穷通，此亦气数之常，然只可以概凡夫，而不可以律圣人。圣人则有挽回天地之能、逆施造化而已。

在天地虚空中取，人身虚静处夺，此精才是真精。

"念起是病，不续是药。"——从中一觉而出，即是玄关（现象），所谓"回头时岸"，又曰："彼岸非遥，回光返照即是。"

若问丹是何物？即吾丹田中氤氲元炁是也。然此元炁与我本来不二元神会合一处，即是返还太极无极、父母未生前一点天命。人能以性立命，以命了性，即可长生不死。炼丹为水府求玄，欲修成金液之丹，不得先天神息采取烹炼、进退温养，则先天元性与先天元命不能自家会合为一，攒五簇六而成金丹。虽然，既得元性元命也矣，若无真正胎息，犹人世男女不得媒妁往来交通，亦不能结为夫妇。故丹经云："真意为媒妁。"兹又云："真息为媒妁。"岂不与古经相悖乎？不知真意者炼丹交合之神，真息者炼丹交合之具，要皆以神炁二者合之为一而已矣。第无真息，则真炁不能自升自降会合温养、结成玄珠；既得真息，若无真意之号令、摄持严密，则使真息亦不能往来进退如如自如。故曰真意者，炼丹之要。然真意不得真正元神，则真意从何而始？唯于玄关窍开之初，认取这点真意，于是返而持之，学颜子拳拳服膺，斯得之矣。元神流露，即是真意，即是一善，亦即得一而万事毕之道。学人认得分明，大丹之本立矣。

欲求长生，先须伏气。然伏气有二义：一是伏藏此气归于中宫，如如不动；一是管摄严密，降伏后天凡息，不许内外呼吸出入动摇吾固有神炁。……长生即在此伏气中，除此别无他道。

虚无者道之体，冲和（炁机）者道之用。冲者中也，阴阳若无冲炁，则中无主而神不宁。

大凡修炼丹道，虽离不得真阴真阳，若无太和元气，则丹无由结，道亦难成，盖道原太和一炁所结而成也。

天以无为尊，人以有为累。（累到无为时，长伸两脚睡）

盖无为是天性，有作是天命；无知是元神，有觉是元炁。天地间非二（阴阳）则不化，非一（太极）则不神。神而不神，不神而神，斯得一而两、神而化之妙境焉。

金丹一物，岂有他哉？只是先天一元真炁……乾坤交媾之后，乾失一阳而落于坤宫，坤得此乾阳真金之性遂实而成坎。故丹曰金者，盖自乾宫落下来的，在人身中谓之阳精（乾阳之金），此精虽在水府，却是先天元炁，可为炼丹之母。修士炼药临炉，必从水府逼出阳铅，以为丹母。

一己阴精（汞精），不得先天阳精以为之母，则阴精易散（神驰），无由凝结为丹。是以古仙知己之阴精难擒易失，不能为长生至宝，乃以真阴真阳二八初弦之炁，同类有情之物烹炼炉鼎，然后先天真一之炁，至阳之精，从虚极静笃、恍惚杳冥时发生出来，此丹母也，亦母炁也。用阳火以迫之（督升）飞腾而上至泥丸，与久积阴精混合融化，降于上腭，化为甘露，此阴精也，亦号子炁。由是下降重楼，倾在神房（中宫土釜），饵而吞之，以温温神火调养此先天真一之炁与至阴之精，此即太上曰："既得其母，以知其子，既知其子，复守其母。"

"认理行将去，凭天摆布来。"

所谓胎息者，盖人受炁之初，此身养于母腹，此时口鼻未开，从何纳气而生？唯此脐田之炁与母之脐轮相通，是以日见其长，及至呱的一声生下地来，此炁即从呱鼻出入往来，所谓"各立乾坤"者此也。吾示脐轮之炁于外来之天气相接，不内不外，氤氲混合，打成一片，即是返还于受炁之初，而与母炁相连之时，即是胎息也。

学道人无论茶时饭时，言语应酬时，微微用一点意思，凝神于虚无一穴之中，自然合气于漠，直见真炁调动，有不可名言之妙。然于此调息，则知觉不入于内，而坎水自然澄清。此历代仙圣不传之秘，吾今一口吐出，后之学者勿视为具文而忽之也。

施肩吾："天人本一炁，彼此感而通。阳自空中来，抱我主人翁。"

天地无弃物，圣人无弃人也！如有弃人，是自弃也。

既得元神之炁，不得真正胎息，则神炁不能团结一处，合并为一而返于太素之初。

真意又何自始哉？必从虚极静笃无知无觉时，忽焉炁机偶触而动，始有知觉之性，此即真意之意。非等凡心凡意也。

汞为心液，液虽属阴，却从离火中出，带有火性。

朱元育曰："对坎离言，身中离精坎炁皆属凡铅；直到坎离交媾真阴真阳会和生出一点真阳出来，才算先天真铅种子。"……学人得此阳生，只算一边工夫，安望结丹成圣？唯将此阳炁上升，复合周身之阴精，更与泥丸绛宫之神髓灵液交合为一，此正谓"东家女（木汞也），西舍郎（金铅也），配合夫妻入洞房（炁穴）。黄婆（真意）劝饮醍醐酒，每日薰蒸醉一场。"此乾坤交而结丹，前只是坎离交而产药，有此真铅真汞一合，才可还丹，铅即水中所生之金，汞即火中所生之木。前只算凡汞凡铅，到此才算真汞真铅。

天若有情天亦老，日唯无意日常明。

唯道不尚智而尚愚，愚则近乎道也。
智为国之贼，愚为道之种。（愚非傻也——大智若愚；聪明人装傻可也）

古云修丹要诀以（元神）灵觉为道之体，冲和（炁机）为道之用。

久久烹炼，火功既足，忽然天机发动，周身踊跃，从十指以至一身跳动不止，身如壁立，意若寒灰，丹田炁暖，此即药之不老不嫩，合中之时。若非有此效验，尚是微嫩，不可行火（运周天）；若久见此景而不知起火，炁已散矣，始行用火，是为药老无用。

天命。此命在天即清虚一炁，在人即太和一炁。
"天上春云如我懒，谁知我更懒于春。"

古有两等修法：有清净而修者，有阴阳而补者。清净而修，即炼虚一着，不必炼精练炁为也。然非上等根器（童真）不能语此。

何谓阴阳两补？必先识得太极开基（玄关现象），先天一阳（炁）发生，然后将我这点真阳之炁投入丹田之中，犹父母交媾，精血合作一团，入于胞胎之内，此为先天真种种在乾家交感宫，日运铅汞，渐生渐长，他日出胎，方成脱窍神仙。

古经云："先天元神，体也；后天识神，用也。无先天元神，大道无生；无后天识神，大道无用。"

苟炁机大动，不行河车化精为炁、化炁为神之功，仍然凝聚丹鼎，奈未经火化，阴精难固，不能长留于后天鼎中，必动淫根、生淫事而倾矣。

乐育堂语录

可见学人修养之时，忽然静定，一无所知所觉，突起知觉之心，前无所思，后无所忆，干干净净，即乾元一炁之本来面目也。

静于神意，动于神机。

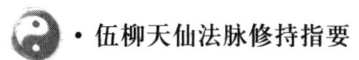

《定观经》云:"得道之验,第一宿疾齐消,身心爽快,行步如飞,颜色光耀。"

吾言之玄关一窍,是虚而灵之一物,才能了生死、脱轮回,为亿万年不朽之法身。

最忌神炁不均,时离时合。

吾前云玄关一窍,实在神冥炁合,恍恍乎入于无何有之乡、清虚玄朗之境。此时心空似水,意冷于冰,神静如岳,气行如泉,而初不自知也。

若阳动药生之时,即将内之精神,一意凝于丹鼎,即是进火;将外之呼吸出入升降以包裹之,即是采药(原注:采之于初动之未形未象。若已形已象,即是后天)。……若但用外呼吸升降往还,而神不凝于丹鼎,则虽真机勃发,必散漫一身而无归宿之处。但若见阳炁勃发,以意凝注,而不用后天呼吸包裹之,则药炁止于其所,唯以壮旺下元,冲举肾气而已。

他如采大药于无为之内,行火候于不动之中,此是火药合一,进采无分。

人生天地间,不将自己性命修成,终为阴阳鼓铸、天地陶熔,莫说旋转乾坤、挽回造化,势有不能,即此一心一身俱被鬼神据滞,无以潇洒自如。

用工修炼,第一要调得外呼吸均匀,无过不及,一任出玄入牝,如如自如,可开则开,可闭则闭,为粗为细,略加收敛调协之意足矣;切勿气粗而按之至细,气浮而按之使敛,致令有形凡火烧灼一身精血可也。

学者调息凝神之际,务要寻得真意,认得真神,斯可浑合为一。

何谓真息？即丹田中悠悠扬扬、旋转不已者是。何谓真神？即无思无虑之中，忽焉有知觉，此为真神。修炼家欲采元炁以化凡精，欲升真铅以制真汞，使之返还乾性，仍成不思不虑之元神，非采先天元息（之炁）不能。夫元息（之炁）在丹田，若有若无，不寒不暖，如火种者然，外不见有焰，内不知有火，只觉暖气融融，熏蒸在抱，斯无形之神火，自能变化无穷，神妙莫测。

修行人以无形之真火为用，而外面呼吸有形之火非谓全然不用，不过如铁匠之风扇吹嘘于外，以卫中间神息而已。

三丰云："大凡打坐，去欲存理，务令一枪下马，免得另来打战。"此等语非过来人不能知也。……终归大静大定。如此打坐，可以三五日不散。

三丰《道言浅近说》："大凡打坐，须将神抱住气，意系住息，在丹田中婉转悠扬，聚而不散，则内藏之炁与外来之气交结于丹田，日充月盛，达乎四肢，流乎百脉，撞开夹脊双关，而上游于泥丸，旋复降下绛宫，而下丹田，神炁相守，息息相依，河车之路通矣。功夫到此，筑基之效已得一半了。总是要勤勤炼耳。"

诸子近日用功，不可专顾下田。虽下田炁壮，自能升至泥丸，销铄上田渣滓；若神炁犹懦，未至圆明，须久久顾諟，不妨以真心发真意，回顾上田，则泥丸阴炁被阳炁一照，自当悉化，而头目不致昏晕也。故古人谓"顶上圆光"者，此也。

夫以神炁不运于周身，则周身阴气不化，无非死肉一团，终是无用……使血泼泼，随心所用，无有阻碍，肉之躯化为活活，令神炁运于周身，得到一身毛窍晶莹、肌肤细腻得矣。又不可贪神炁之周于一身，酥软快乐，流荡忘返，还要收之回宫，不准外泄，却不要死死执着一个穴道认为黄庭。须知收之至极处，无非与太虚同体，浑不知其所在；时而动也，亦与电光同用，

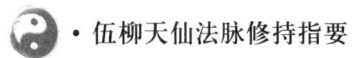

一动即觉，一觉即灭，前无所来，后无所去，仍一杳冥光景，还于无极焉耳。（眉批：无相光中常自在，始终离不得○）

古仙云："玉液炼己以了性，然后金液炼形以了命。"玉炼即修性是也。（以炁摄神，不令外驰）

此个玄牝门，不先修炼则不见象。必要呼吸息断，元息始行，久久温养，则玄牝出入，外接天根，内接地轴，绵绵密密于脐腹之间，一窍（玄关）开时而周身毛窍无有不开，此即所谓胎息。如赤子未离母腹，与母同呼吸之气一般。生能会得此窍，较从前炼口鼻之气大有不同。生自今后须从口鼻之气微微收敛，敛而至于气息若无，然后玄牝门开，元息见焉。（原注：息息要诀，始终全是神炁相依）

昔人（邱祖）云："念有一毫之不止，息不能定。息有一毫之未定，命不我有。"是知玄牝者，从有息以炼至无息，至于大定大静之候，然后见其真也。近日用功虽气息能调，究未归于虚极静笃，则玄牝之门犹不能现象。唯于日夜之际，不论有事无事，处变处常，时时以神光直注下田，将神气二者收敛于玄玄一窍之中，始则一呼一吸犹觉粗壮，久则觉其微细，则少静矣。又久则觉其若有若无，则更定矣。迨至气息纯返于神，全无气息之可窥，斯时方为大定大静，炼丹则有药可采，此可悟玄牝之门，此可见生身受气之初，是即真正玄牝之消息，以之修炼，可以得药成丹也。不然，有一息之未止，则神随气动，气与神迁，有何玄牝之可言哉？

（眉批：评论玄牝之真实相○。张紫阳《金丹四百字·序》："须要知，夫身中一窍，名曰玄牝。此窍者，非心非肾，非口非鼻，非脾非胃，非谷道也，非膀胱也，非丹田也，非泥丸也。能知此一窍，则冬至在此也，药物在此也，脱体亦在此矣。夫此一窍，亦无边旁，更无内外，乃神炁之根，虚无之谷,在身中求之,不可求之于他也。此之一窍,不可以私意揣度,是必口传心授。苟或不尔,皆妄为矣。")

吾前言玄牝之门,其实玄即离门,牝即坎户,唯将离中真阴下降,坎宫真阳上升,两两相会于中黄正位,久久凝成一炁,则离中自喷玉蕊(心液),坎中自吐金英(金炁)。……坎离交媾,身心两泰,眼中有智珠之光,心内有无穷之趣。

"调停二气生胎息,始向中间设鼎炉。"是知安炉立鼎,以锻炼真药,未到凡息停而胎息见之时,则空安炉鼎,枉用火符,终不能成丹。

夫炼丹有文火,有武火,有沐浴温养之火,有归炉之火,此其大较也。

数息以起刻漏(呼吸)者,武火也。迨至神稍凝,气稍调,神气二者略略相交,但未至于纯熟,此当用有为文火以固济之,意念略略放轻,不似前此之死死执着数息,是即文火也。古云:"野战用武火(采取),守城用文火(温养)。"

文火,有意无意者也。

至于沐浴有二。卯沐浴,是进火进之至极,恐其升而再升,为害不小,因之停符不用,稍为温养足矣。此时虽然停工,而炁机之上行者犹然如故,上至泥丸,锻炼泥丸之阴气,此其时也。况阳炁上升,正生炁至盛,故卯为生之门也。酉沐浴,是退符之至极,恐其着意于退,反将阴气收于中宫,使阳丹不就,学人至此有当停工不用,专炁致柔,温之养之,以俟天然自然,此即为酉沐浴也,昔人谓之死之门是,是即吾所谓收敛神光,落于绛宫,不似卯门之敛神于泥丸也。然此不过言其象耳,学者切勿泥象执文,徒为兀坐死守之功夫焉。至于归炉封固,此时用火无火,采药无药,全然出于无心无意，其实心意无不在也。此即玄牝之门现其真景。然而此个功夫，非造到火候纯熟之境，不能见其微（妙）也。

论丹书所云："初三一痕新月，是一点阳精发生之始，是为新嫩之药，急宜采取。"然以吾思之，不必据也。……古人谓"二分新嫩之水，配以二分新嫩之火"，庶水不泛溢，火不烧灼，慢慢地温养沐浴，水火自然调和，身心自然爽泰，而有药生之兆焉，然炁机尚微，药物未壮，不可遽用河车以分散其神也。此即初八之月，上弦一点丁火之象。若要搬运升降，往来无穷，必待药炁充盛，勃然溢然，上而眉目之间朗朗如星光点点——其炁机开朗无比，非谓果有星光点点纷飞而可见也——下而丹田之中浩浩然如潮水漫漫，其真炁流动充盈有如此……有此景到，始知十五一团明月，遍满大千，普照恒河，即是大药初生，可以兴功采取，搬运河车，升之降之，进之退之，由是而温养烹炼之，日复一日，自然智慧日开，精神大长。（眉批：未生用武，初生用文，过壮退符，大壮停符，既壮用武。）……故曰："临炉定铢两，二分水有余，其三遂不入，火二与之俱。"是其义也。

卯门沐浴者，所以防阳之过刚也；酉门沐浴者，所以防阴之过柔也。故丹法云："内伏天罡，外推斗柄"，是其诀也。若药炁已生而行周天功法，内不伏天罡，则炁机无主，必有差度妄行之弊。若药炁已行，外不推斗柄，仍然死守中庭则无生发之机，犹天地以日月为功用，日月以天地为主宰，斯为体用具备，本末不违也。

真灵之知（性光），才是天地之根，造化之本。（所谓大觉如来）

调息凝神，阴阳交会，神息相依，而坎中之真阳生于活子时，由是动而采之，上升下降，活午时到，离中真阴生于其际，由是静以养之，收于玄玄一窍。世人只知静养，而不知动采，何以回宫？又或但知动采，而不知静养，何以结丹？此处切不可胡混。尤要知活子时到，所谓"恍恍惚惚，其中有物，杳杳冥冥，其中有精"……活午时到，离中虽有至阴之精兆而为象，如圆陀陀，光灼灼，犹非先天真精、太极立基之本也。要知此时惺惺不昧，天然一念现前，能为万变主宰，此即古人所谓心中之灵知，先天至真之精发现也。

太极之体，彼感此应，一动即觉，"时至神知"，先天真知。学道人须于此认得清，方得先天一炁。

惺惺不昧，天然一念现前，能为万变主宰，此即古人所谓心中之灵知，先天至真之精发现矣。唯有不即不离，勿忘勿助，得矣。

顾自后天言，肺之出气，肾之纳气，两相调和均匀，无或长或短之弊，自然无病，可以长生不老。然先天则金生水，即天一生水是，而后天则必自土而生金，金而生水，金水调匀，生生不息，故必节饮食、薄滋味、慎言语以养肺气，少思虑以养脾气，与夫一举一动节其劳逸，戒其昏睡，则土旺自能生金，金旺自能生水，水气一运，则脾土滋润，而金清水白，可以光华四达，无有违碍焉。

故虚无一炁，在先天而生乎阴阳（一生二），落后天而藏于阴阳。

修炼之道，人只知两重天地、四个阴阳，岂知先天后天阴阳之外，还离不得真灵之知，才是天地之根，造化之本也。

后天阴阳，借父精母血而生者。……先天阴阳，息虑忘机，默默回光返照于丹田一窍之中，以采取真阳之炁，烹炼至阴之精。此即先天阴阳生于虚无之际，不区区在色身上寻讨者也。

但初行持，须要知肾中一阳生，而有真知现象，心中一阴生，而有灵知兆形，到得功深学久，肾中之真知亦化为灵，心中之灵知亦化为真，真灵合而为一，真灵化而无有，所谓陀罗尼谛真灵乾谛萨婆珂者是。

未得药生之时，可数息以调息，至于药炁已归，切不可再用刻漏（呼吸）武火，须任其天然自然，元神始不为识神打散。

人之本性，非因静而后有，不过由静而养之也。

自乾坤破为坎离，已非旧物矣。坎离，外假而内真，学者宜先采坎中真阳补离中真阴，复还乾坤本来面目，即返还本原。法在以汞投铅，以铅制汞，复用天然神火久久温养，以汞铅虽先天之物，在人身气血中，夹带有阴气在内，故曰运符火包围己汞，必将铅气抽尽，化为明窗尘埃片片飞浮而去，只存得一味灵妙丹药，再加九年面壁功夫，始能无形生形，成就一位真仙。

但若离宫修定（神），不向水府求玄（炁），则离宫阴神犹是无而不有，虚而不实，纵静中寻静，深入杳冥之境，只得一个恍惚阴神样子，终不能聚则成形、散则成气、欲有则有、欲无则无、实实在在有个真迹也，故曰："修性不修命，万劫阴灵难入圣。"

又有只知炼命者，但固守下田，保养元精，前此未闻尽性之工，后此但求伏气之术，唯炼离宫阴精使之化气，复守脐间动气使之不漏，不知移炉换鼎向上做炼炁化神功夫，虽丹田气满，可为长生不老人仙，然炁未归神，神未伏气，有时念虑一起，神行气动，仍不免动淫生欲，故曰："修命不修性，犹如鉴容无宝镜。"

（吕祖《敲爻歌》："只修性，不修命，此是修行第一病。只修祖性不修丹，万劫阴灵难入圣。达命宗，迷祖性，恰似鉴容无宝镜。寿同天地一愚夫，权握家财无主柄。"）

必也性命双修，务令一身内外无处不是元精（动炁），无处不是元炁。到得精以化炁，无复有生精之时，然后精窍可闭。于此急行圣师口诀，用上乘法，行五龙捧圣之功，自虚危穴起，上至泥丸，降下丹田，所谓"四象攒来会中宫，何愁金丹不自结"者，此也。斯时凡息停而胎息见，日夜运起神火，胎息绵绵，不内不外，若有若无，炼为不二元神。如此炼炁化神，适为大周天火候。张紫阳云："终日绵绵如醉汉，幽幽只守洞中春。"又谓："绵绵密密，不贰不息，上合于穆之天。"如此抽铅添汞，以汞养铅，待到铅炁尽干，汞性圆明，外息尽绝，内息俱无，只有一点神光了照当空，是即炁化神矣。

学人初入定时，未至大定，犹为少阳，未炼到老阳之候，尤必惺惺不昧，寂寂无闻，不著有相，不著无相，庶元神才得超脱。不然，神有依傍则不脱，神有方所则不超，安能跳出天地阴阳之外，而不为天地阴阳鼓铸者？此炼虚一着，所以无作无为，无思无虑，纯乎天然自然之极。……此为最上上乘之道。

何谓元精？此精自受生之初，阴阳二炁凝结一团（太极），如露如珠，藏于心中为阴精，即天一生水是也（心液）。其未感而动也，只一炁耳；及乎有触而通，在肝则化为泪，在脾则化为唾，在肺则化为涕，在心则化为脉，在肾则化为精……所谓"涕唾精津气血液，七般灵物总是阴"……静则为炁，动则为精（动炁）。

火候之事别无机密，只是一个勉强自然、分文分武而已。……总要将后

天凡息停止，不可丝毫运用。（原注：河车最忌凡息）

学道人第一要炼剑，剑即先天元炁也。第二要铸镜，镜即先天元神也。是无杂妄，常常唤醒，不许走作，即明镜高悬，物来必照。慧剑排空，能斩三尸矣。

既明修炼要采阴阳之炁机以为长生之药物，尤要得太极之浑沦才是神仙之根本，二者不容偏废也。

元炁与胎息虽二，实一也。若无先天元炁，则后天之胎息无以生；无后天之胎息，则先天元炁无由寄。

凡息一停，胎息自动，而生死由我也。到得真息大动，而神仙果证也。生等须知，胎息之用，有勉强、自然之分，为文为武之用，胎息即成仙之首务也。

人心不死，道心不生。凡息不停，胎息不动。

火候之事，别无机密，只一个勉强、自然，分文分武而以。
火候之说，不过内、外呼吸尽之。
周天火候，只一个温温神火，不即不离，不丢不弃，凝其神，柔其意。

活午时：泥丸静养，阴精化甘露，滴入绛宫，冶炼片时而后化金液，归丹田养成珠。

每日行功，到阳炁一生，务要顺其上升之常，若稍有壮旺，即行沐浴；到阴炁一起，即行下降之功，恐阴炁太盛更行沐浴法。定静片晌，不行火，不退符，如此暂休，纯任自然。

周天之功，一半天然，一半人力，学者药生之初，微微用一点力，久之者，纯乎自然，而不假一点人力。

转法轮之际，外除耳目，内绝思虑，一点真神，领炁循环，不引不失之间，二者不容偏废也。

外调口鼻之凡息，内蕴呼吸之神息，一上一下，往来不息，氤氲无穷。

夫玄关一窍是修士第一要务，然不得太极无极之真，焉得玄牝现象？如曰有之，亦幻而不实。夫修丹之要在玄牝，玄牝乃真阴真阳混合而为太极者也，但未动则为浑沦无迹耳，故曰无极。由无极而忽然偶动，即太极动而生阳，静而生阴，一动一静互为其根。此阴阳炁机之动静，即万物之生成肇焉。大修行人将神炁打成一片，于此而动，是太极之动，神与炁两不相离也；于此而静，是太极之静，神与炁自成一致也。其曰："坎离交而生药，乾坤交而结丹"，亦无非此真阴真阳之动静为之，亦无非此太极圆成之物致之。

动亦定，静亦定，如此动而神炁一，静而神炁一，自然日充月盛，学成金仙。

《水火真经》："欲从心起，息从心定。心息相依，息调心静。"

吕祖："大凡学道，先须炼心；既炼其心，尤须伏气，无论睡眠，而道俱在其中。道岂在坐乎？""炼心伏气，入圣之梯，亦即是性命双修。"

试观古圣仙真有二三十年而未得入门者，盖以此心未曾炼得干净，纵有玄关妙诀，何由行得？此炼心所以为第一步功夫。

炼心……尤须加一调息功夫，方是炼命之学。然调息非闭气之谓也，必要慢慢操持，始而有息，久则息微，再久则息无，始是命学之真。……须心无出入，息亦无出入，方是性命兼修之学。

夫道曰炼己，不是孤修独坐清净自好者可能了得本性光明，故吕祖炼道于酒肆淫房，邱祖养丹于丽春院。（"临事不动心，真是不动心。"）

炼己事大……如不宝精裕气，则神不入炁，炁不伏神，不能打成一片……如此神了神，炁了炁，不相凝聚，焉得无息之息以成先天法身、不神之神以配两大乾坤乎？

（《论语·季氏》："君子有三戒：少之时，血气未定，戒之在色；及至壮也，血气方刚，戒之在斗；及其老也，血气既衰，戒之在得。"）

元神。药生无此元神，是为凡精无用，不能结胎；还丹无此元神，是为幻相，不能成婴。

又云玄关一窍即此偶然感动之阳神，又云玄牝之门亦此阳神之触发，然有分别。玄牝之门，是阴阳交媾之后，一元之炁氤氤氲氲始有征兆。若阳神，则是氤氲活泼之炁中灵而觉者是。虽然是二，究竟一也。

学者下手兴工……久之一息去，一息来，息息相依，恍觉似有非有，似虚非虚，那口鼻之息浑若无出无入，此即修凡息停而真息见，坐到息息归元之候矣。……修炼至此，又必再加锻炼，将那先天元息慢慢向炉中吹嘘，久久调和，忽觉丹田中滚滚辘辘，不有如有，非真似真，恍若有一清明气象，但不可起明觉心。如起明觉心，又堕于后天知觉，而不可语先天玄妙矣。

当玄窍初开，不过其机甚微，及养之久久，直觉平日之气息不能收纳者，至此自然收纳，平日之心神不能静定者，至此自然静定。

学人欲归根复命，唯将此心放下，轻轻微微，以听气息之往来。……此个听息一法，正凝神调息之妙诀也。

尤要知此个胎息非等寻常，是父母未生前一点元炁，父母既生后一段真灵，性得之而有体，心得之而有用。在天为枢，在地为轴，在人为归根复命之原。人若希贤希圣希天，舍此胎息（炁），无以为造作之地也。

诸子近来用工，唯将心神了照不内不外之际，虚心听气息之往来，庶几神依息而立，炁得神而融，未生前一团胎息（炁）可得而识矣。由是言之，此个胎息（炁），诚修炼之要务也。

古云："入定功夫在止观。"何以止？止于脐下丹田。何以观？观于虚无法窍。如此则心神自定，慧光日生，以之常常了照于不睹不闻无声无臭之地，而胎息常在个中也。"

若但粗定其息，未入大定，此个胎息尚非真也。未到如如自如之候，而凡息暂有停止，即谓胎息自动，则失之远矣。人到胎息（炁）真动，一身酥软如绵，美快无比，真息冲融，流行于一身上下，油然而上腾，勃然而下降，其气息熏蒸如春暖天气熟睡方醒，其四肢之快畅真有难以名言者。（眉批：胎息真境）

当夫静坐之时，一心返照于虚无祖窍……尘垢一空，清明常见，庶几混混沌沌中落出一点真意，即是先天之意。从此有觉，即先天之觉，从此有动，即先天之动。

玄关一窍愈求愈不见也。今教生于动静之际，无论炁机动否，我唯以了照之心觉之守之，则主人常在，而大丹不难成焉。

总之，清明之神由混沌而来，故古云："修道之要，不在尘劳不在山，直须求到杳冥端。"夫杳冥端，即虚极静笃时也。

要之此个杳冥不是空空可得，须从动极而静，真意一到为之造化，才能入于杳冥。及静极而动，此时阴阳交媾，将判未判，未判欲判，恍恍惚惚中，忽觉真铅发生，全赖元神为之主持。……至于气机之消长，且听其盛衰，而主宰（之神）切不可因之有消长，此即真正妙诀。

古人谓"玄窍一开，即如太极一动，阴阳于此分"，又谓"伏羲一画，两仪于此兆"，其间千变万化，无穷无极，莫不由此混沌一刻立其基。

夫胎息（之炁）非口鼻之凡气，非丹田之动气（混元气），非知觉之灵炁。原人受炁之初，父精母血媾成一团，此时是个浑沦事物，并无气息往来，只是个中微有一缕热意与母脐腹相连。自脱胎而后，剪断脐带，即另起呼吸直从口鼻出入，而天地一点灵阳之炁只落于中丹田，凡息一启，胎息即隔，一点元炁不能住于中者，自离母腹时已然矣。虽然，莫谓竟无也。人能一心静定，摈除妄幻，回光返照于印堂鼻窍，自然渐渐凝定，从气海而上至泥丸，旋复降至中田，何莫非此胎息为之哉？虽然，若但粗定其息（炁），未入大定，此个胎息尚非真也。未到如如自如之候，而凡息暂有停止，即谓胎息自动，则失之远矣。

人到胎息真动，一身酥软如绵，美快无比，真息（之炁）冲融，流行于一身上下，油然而上腾，勃然而下降，快畅难以名言。

凡息（之气）一起，胎息（之炁）即隔。先天之胎息（炁）非得后天之凡息（气）无以运行；后天之凡息（气）非得先天之胎息（炁）无以主宰。人能凡息一停，真机一现，凡息都是胎息。若杂念未除，尘心未尽，纵胎息亦是凡息。

其中胎息一动，不要死死着于丹田，必于不内不外之间，观其升降往来，悠扬活泼，即得真正胎息也。

人心不死，道心不生，凡息不除，真息不见。故必动极而静之际，忽来真意以主持之（己土、阴）。少焉恍恍惚惚，似梦非梦，似醒非醒，于此定静中，忽觉一缕热气，混混续续，兀兀腾腾，此即神融气畅，两两交会于黄房之中，不由感触，自然发生，此即玄关兆象、太极开基也，唯用一点真心发为真意以收摄之（此意属阳，为戊土。其实一意，不过以动静之机分为戊己二土而已）盖以玄牝（关）未开，混沌之中有此真意为主，即无欲观妙之意（无名天地之始）。及玄牝（关）开而真机现，即有欲以观窍（有名万物之母。）生天生地生人生物，皆此一点真意为之机括——我于此即以真意运行。

久之炁机大有力量，一任其所至……得到炁机壮旺，一静即天机发动，迅速如雷，虽一切喧哗之地，闹嚷之乡，其机亦不能禁止。总要有灵觉之心，庶无差忒。

学道人当其龙虎相斗，水火相射，一似春夏之万物滋荣，我于其中须如如自如，了了自了，不随炁机之动而动，是即阳里生阴也。及炁机一静，龙降虎伏……于寂寂之中而有惺惺之意，在我不随炁机之静而静，此即阴中含阳也。

我是宁静……呼吸之息若有若无，思虑之神无出无入……唯以主人翁坐镇中庭，不动不摇，如此温养，自有真阳从虚无窟子出。若不由它自动，却一心去推移斗柄，皆由我之造作存想而来，一任搬运不停，终年竟月，只是后天识神引起后天凡气，不可以成丹也。

我以主人翁安神静坐，看守其中。所以学道人无不有丹，只为起大明觉，夹杂后天识神而散者有之；即不起明觉，神昏气倦，所以丹之不结，道之难成也。

从今后静坐一次，管它杳冥不杳冥，总将我元神发为真意以为之主；其杳冥境到，阴阳交会，我以真意主之；即至杳冥久久，真阳发生，我亦以元神主宰之而变化之，此外不参一见，加一意，方是吾师（黄真人自谓）上上乘修炼之道。

坐下存神于听……垂帘塞兑，回光返照于玄玄一窍之中。始而神或不凝，息或有相，不妨以数息之武火微微的壹其志、定其神。如是片晌，神凝息定，然后将心神放开，不死死观照虚无一窍，唯存心于听息（听心息之相依，神炁之相融）。此个听字，大有法机。庄子云："壹若志，无听之以耳，而听之以心，无听之以心，而听之以炁。"要之此炁，不是口鼻之气，不是肾间动气，更不是心中灵炁；此炁乃空中虚无元炁，生天生地生人生物者此也。唯能存心于虚无一炁，此心此神即与太和元炁相往还，所谓神炁合一烹炼而成丹也。若著凡息，还不是神与凡息相交，又何以成丹哉？经云："不神之神，真神也。无息之息，真息也。"我须于混沌中落出先天一点真意，以之翕聚元炁，是元神与元炁相交，而大道可成。苟有粗息，我即轻轻微微将此凡息收敛至静。到凡息已停，不问他元炁动否，而元炁自在个中矣。我当凝神以正，抱意以听，此阴阳交媾之一端也。我一心以听，即耳窍常闭而众窍无音也。此个听法，第一修炼良法。如此久听，自然真阳日生，而玄牝（关）现象矣。

下手初基，要知人无精则无气无神……但云精不知生精，又将何以为用哉？黄帝云："精不足者，补之以味。"后人解释，有节饮食薄滋味之说。又古人云："精以静而后生。"术家以搬运按摩动摇其精，误矣。广成子云："毋摇尔精，毋劳尔形，毋俾尔思虑营营，乃可以长生。"此可见保精之道又在乎身无摇动、心无杂妄矣。……人果能凝神调息方寸，一心不散……上下相融，自然成雨，精之生矣。

古云："药出西南是坤位，欲寻坤位岂离人？"……一点灵阳正炁，本来人矣！无作它想！

欲穷生身受炁之初那一点虚无元阳，必先向色身中调和坎离水火。迨后天水火既调，然后坎中一阳自下而上，离中一阴自上而下，上下相会于虚危穴中，烹之炼之，而先天一炁来归，玄牝之门兆象矣。此坎中一阳、离中一阴，即内财也。日夜神火温养，不许一丝渗漏，即积内财也。能向自家身心寻出一个妙窍，即内法也。前言本来人，即内伴侣也。云虚危一穴，即内地也。（更深层次的法财侣地）

天地之生人也，同是混元一炁，此炁即太和元炁，在清空中浑沦无间者是。

明得金丹大道系清灵之炁结成，而清灵之炁又不自来归，必假我身中真阴真阳然后可以召摄得来，古人谓"二八同类之物"是也。

"两重天地，四个阴阳。"夫一呼一吸，即阴阳也；阴阳原一炁，一炁散而为阴阳，此凡阴凡阳也。……调此呼吸，以目了照于丹田中，以息下入阴跷，提起阴跷之炁上黄庭，又以息引起绛宫之阴精下会丹田，此亦凡阴凡阳。久之阴精与阳炁两厢交融，凝于丹田土釜中，自然阴精化为真阳之精，凡气化为真阴之炁，蓬勃周充一身，此即真阴真阳，与元炁不相远也。

天然元炁来归，不离阴阳，亦不杂阴阳……务要有安然天然自得光景，方见本来面目。

董子："正其谊不谋其利，明其道不计其功。"

凡人未生以前，此个灵神原在清空一炁中，即神机一动，而天地之元炁即随之而动，盖元炁无有知觉，唯神有知觉，故此元炁即随神之号令而合为一体，此尚未着人物时也。迨至神炁合一，而投于父母胎中，人则十月形全始生，仙则十月炁完便出，同一般作用，无有二也。

神炁交也，真阴真阳在也，而天然一点元炁即在其中，不必他求矣。此真阴真阳会和而成，即是阴精。外边元炁，即是真阳。

至于玉液已成，再炼金液之丹，不得不寻僻静之区鸡犬不闻、人迹不到之处以修之，古云"养气于山林"是也。

论近时修炼，不拘前根，只论眼前积功累行，好道求师，亦准一劫造成。

以虚为君，以阴阳为臣。……然虚有几等：不是空空之虚，乃实实在在之虚……活活泼泼之虚。……不得真虚则不灵，不得真阴真阳，则不能变化无穷、生育不测。

意有先天之意，有后天之意。必从后天有意之意（己土）下手，然后寻先天无意之意（戊土），庶戊己合而为刀圭焉。……双目微闭，采阴跷之元息，纳心中之神炁，会于黄庭宫中，观照久久，忽焉混沌片晌，入于杳冥……无觉之时，忽焉有觉，此即先天之真意，戊土是也。

邵子云："乾遇巽（老阴、静）时观月窟（丹扃），地（坤）逢雷处（阳生活子时）见天根（阳生）。"二句即进阳火退阴符之大要也。到阳炁已极，重阳之下忽有一阴生，此即乾遇巽时也。乾，纯阳也，巽为老阴。学到人行功而至于阳升已极，蓬蓬勃勃充周于头目之上，其势有不可遏者，我即静定片刻，停火不行，不知不觉即有一阴来生。夫以上行之炁机至此而转为下降，即阴生于巽也。到阴生之时，即真正活午时，我即行退符之法，以目下观丹扃（中宫），不似进火之凝神于泥丸，即顺阴生之常也，是谓之观月窟。至若卯门沐浴，即阳气上进于中正之位，是阴中阳生其半也，故酉沐浴者，即阴气下退于中正之位，是阴中阳生其半也。苟阳气太升，则阴气必亏，阴气太降，则阳气必陷，唯进火而不过进，且于中行卯沐浴之法，退符而不过

退，更于中行酉沐浴之方，自然阴阳燮理，性命双完矣。（眉批：卯酉沐浴，归炉温养，火足之后，纵有动机亦宜入定）

每日行功，到阳气一升，务要顺其上升之常，若稍有壮旺，即行卯沐浴法；到阴气一起，即行下降之功，恐阴气太盛更行酉沐浴法，定静片响，不行火，不退符，如此暂休。到纯任自然，斯道得矣。

学道之要，唯以真意（灵觉）为主，所谓以真土擒真铅，以真铅制真汞，三家合一，两性交欢，斯道在是矣。然用意之法有二，一为动时之意，一为静中之意。丹书所谓外黄婆者，通两家之和好，故无位而动（动采）。……内黄婆者，传一时之音信，故有位而静（静养）。

且真阳即真胎婴也，然亦有二焉。一为坎中之阳……可成不饥不渴之人仙。一为虚无中之阳，可成出有入无之圣真。学者须从坎中之阳加以神火锻炼，复完纯阳之体，再从天地中安炉立鼎，采取太虚一炁归于虚无鼎炉之中，饵而服之，自成无上金仙。

总之，阴阳无端，动静无始，不可以方所拘者也。

觉与意，二而一者。不过以无心无意，偶尔有知，谓之真觉。迨一觉而后，我必加意用心调停蕴蓄于其间，则为真意。然意发而心仍无有物，始为真意，与我先天一点真觉不甚相远。所以无心忽觉为真觉，一心内守为真意，其实皆一觉而已，一意而已。学人欲采药炼丹，除此一觉则无本，除此一意则无用。真意实从一觉之后，只一心，无两念……

"一阳来复见天心。"此时一知不起，一念不动，忽焉一觉而动，一惊而醒，犹"亥末子初交半夜"是。学者于此须凝神入炁穴。此个炁穴，非在有形有象肉团子上，是神炁合一之炁穴也。神炁聚则有形，神炁散则机息。

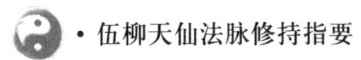

学人坐到凡息停时，口鼻之气似有似无，然后胎息从下元发起……"一元兆象，大地回春，桃红柳绿，遍满川原"是。于此收回药物，采入金鼎玉炉，锻之炼之，大丹可成矣。

金鼎非真有鼎，玉炉非真有炉，亦无非神炁合一凝聚于人身气海之旁，即男子媾精之所，女子系胞之地是也。然亦不可死死执着此处烹炼也，不过以人身元炁一阳来复，神炁交会于此，归根复命于此，烹炼神丹、采取归来离不得此，除此而外，别无修炼之处。若执着此处，未可以成神胎也。须知神炁团聚一区，恍惚若在此，又若不在此，方与虚无之丹相合。

初步工夫，如嚼铁馒头，了无趣味。唯有耐之又耐，忍之又忍，于无滋味中不肯释手，自有无穷真味出来。

离宫所修之定、性，乃气质之性，而未可言虚无之性也。唯有坎宫是我先天一点真正乾阳，下手兴工，即从此处用神光了照，久久自见本来面目……

前言守中，是坎离交之事，故但观气息之上下往来，归于中黄宫内，所谓神炁交而后性命见。至真阳一生，以坤炉之药物引之上升于乾顶，此为乾坤交，而未始性之性、未始命之命见。此为以水灭火。若非得真一之水，必不能伏后天阴神也。

调其呼吸，顺乎自然，一出一入，不疾不徐。如此调息，虽属后天凡息，然亦是自在真火。以此烹炼一番，将那后天有形之精忽然化为元精（动气）。到得丹田有氤氲活动之气（元精）现象，即是化精之候。试思凡精，有形也，元精，灵液也，犹如口中真津一般，不经真火一灼，万不能化为元精。此时究何凭哉？吕祖云："曲江月现水澄清，沐浴须当定主宾。若到水温身暖处，便宜进火办前程。"水温身暖，的是化精之验。

无思无虑，一任自然之火，精方是元精，炁方是元炁。从此元精一动，元炁即生。……凡气之动，但见其暖，不见有逍遥自在之处。唯真一之炁动，此身酥软如绵，美快无比……只觉清凉恬淡一般趣味。

批：采药须用火无火，而再以眸光专视中田，留宁不息。

凡息停而胎息动，真津满口，即验元精产矣；周身踊跃，即是元炁之动也；美快无比，元炁藏于个中也。即"抽铅添汞"，"还精补脑"，"以虎嫁龙"。

河车工法，一半天然，一半人力。

度人要普度世人，若度一二人登仙证圣，犹微也。

所谓"片晌龙虎频斗罢，夺得金精一点生"，此霎时间事耳。然得之虽易，守之实难。不行子午河车，不用逆施造化，是犹窑头泥瓦未经火炼，一遇雨来，仍化为泥。其必速采此一点阳炁，以之升上泥丸，配合阴精，然后飞者（汞）不飞（外驰），走者（铅）不走（漏泄），合成一块紫金霜，不怕历遭磨折，且愈炼愈坚也。

道之不行，由于道之不明，亦因道之不明，愈见道之不行。
吾师（真人自称）此山设教，其得吾真传者仅有数人，人才之难如此！

又言天心为主、元神为用者何？天心即寂然不动之中而有一个主脑，元神即感而遂通之后并不知所从来，此皆自然而然，一灵炯炯，万象咸空，虽日用百端，而天心元神究不因之有减损也。

夫内动阳生，实由静定久久自然而生者。有由偶尔入定，当下即生者，此神入炁中，融洽为一之象也。……我于斯时，唯有坐镇主人，凝定中宫，务使内想不出，外想不入而已。

吕祖："温养两般，内神火而外符火。保全十月，去有为而就无为。"

柳仙："一息去，一息来，息息相依莫徘徊。"……周流一身上下，往来无穷，息不期调而自调，精不期炼而自炼，所谓"真橐籥"，又谓"长吹无孔笛（调息），时鼓没弦琴（调心）"者是。

无论有效无效，务要用一点神光微照，为我主张。

玄关一窍，正阳生活子时。吕祖云："万有忽一臭，地下听雷声。"古仙云："忽然夜半一声雷，万户千门次第开。"玄窍之开，真阳之动……张祖（三丰）又云："雷声隐隐震虚空，电光灼灼寻真种。"……即此倏忽杳冥、忽然惊醒之一念也。……入定时凭空一觉（真觉。今觉返本觉），即是我本来面目，急忙以真意护持，切勿稍纵……不可延迟，迟则无及也。故曰："以前不是，以后不是，露处只在一息，一息之后不复见焉。"

自注：白玉蟾《玄关诀》：玄关者，求玄在关道，玄妙之机关也。有体有用。何谓体？寂然不动。何谓用？感而遂通。……"念头起处为玄牝"是也。念头起处，醉而复苏，有一个灵觉，当下觉悟，是又一关也，"时至神知"是也。

故曰："从无知无觉时，寻有知有觉处。"

古云："圣人传火不传药，传药不传火。"火候之说，不过内外呼吸之息尽之。……炼时谓之为火，火中自有药在也。然只是一个动静而已。动而有形，喻之为药；静而无象，拟之为火。此殆无可名而名，无可状而状者。

"以神驭炁炁归神，不必它术自长生。"……火即神也，候即息也。……要之，此个火候要天然神息……动而有形，喻之为药；静而无象，拟之为火。

张继先（虚靖天师）《大道歌》："道不远，在身中，物则皆空性不空；性若不空和炁住，炁归元海寿无穷。欲得身中神不出，莫向灵台留一物……神若出，便收来，神返身中气自回。如此朝朝并暮暮，自然赤子产灵胎。"

古人谓"药老不成丹"，即假后天阴识故也；"药嫩不可取"，即是阳炁未见兀兀腾腾氤氤氲氲之象，即以意采之。

见性在一时，而炼性在终生。唯能以先天元性为本，时刻操持，自然日积月累，而得缉熙光明之候。如初见性时，不过混沌中一觉，不能八面玲珑，必养之久久，吾身元炁与太虚元炁无间，方有此境。

凝其心神，调其气息，任其自然而然，一往一来，一开一阖，呼而出，不令之粗，吸而入，不令之躁，久久自无出入，安然自在，住于中宫，此即凡息停也。凡息停，胎息自见。如此慢慢涵养，自然真炁冲冲，上达心府，此展窍也。盖以真炁有力，直冲乎绛宫，庶几一身毛窍亦有自开之时。所谓"一窍相通，窍窍光明"是，又谓"一根既返本，六根成解脱"是。学者行功到此，始可自虚危穴起，往后而达尾闾，直上泥丸宫，若但炁机微动，或仅冲心府，不见七窍大开，又不见一身毛窍眼皆开，此非真展窍时，切不可骤运河车。况无水行火，必烧灼一身，务要有此景况，方得内真外应，外感内灵，吾身之炁与太虚元炁合为一体，所谓真药者，此也；又谓"人盗天地之炁以成丹"者此也。

"静中阳动金离矿，地下雷轰火逼金。"真阳始生之初，只宜轻轻微微采取提升,古云:"二分新嫩之水,以二分火配之。"到得升而至腰脊,斯时炁机蓬勃,略有冲突之状,又不妨意思著紧。至若真阳不见大动,不妨久久静养,十二时中无有间断,自然炁满药生,不须三两月为也。

周天工法。药生杳无气息可寻,忽焉坎离一交,"偃月炉中玉蕊生"之候也。……进火之时,轻轻微微用起后天呼吸,将元炁催促上于泥丸顶上……药炁上引,周身踊跃,炁机运转回旋,无有一毛一窍不到者,恍觉身如壁立、意若澄渊。此真阳盛之时,正阴符起手之时,所谓阳即生阴,斯其旨也。行工至此,须退而向下,不可仍用催迫之力。

卯门宜沐浴。即当退火停符,一心了照,不东思西想足也。

女子丹法。忽然一阳初动,"冬至阳生,活子时至"之一候也。于是回光返照于乳房,是为水源至清,可以炼神仙上药。

日夜唯有关照乳房之中,出入之息一上一下,任其天然自在,其呼而出也,上不至冲动头目,其吸而入也,下不至冲于水府,一听缓缓而行,悠扬自得……久久从事于此,自然阳气发生,一身健旺非常。

筑基了性,还丹了命。三花聚顶,五气朝元,凝成一个法身。

炁为心之灵,神即性之虚。

无色身法身无依,无法身色身徒具。

将性以立命,即以虚无之性,炼成实有之命,生出百千万亿化身。

性地初圆,谓之性阳生;后天则为性光见,大道称为精(汞精)阳生。此精降入水府之中,以元神勾起一点乾宫落下(之那)一点元炁回来,即是以精炼而为炁也。若窍初开，即下水府（炁穴）去炼，则为药嫩不可采；若到蓬勃充周已久，炁机已散，则为药老不可采。

从此精入炁中，火降水里，再运天然神息，自阴跷摄入中宫，与离中之精配合，自然水火既济，神炁扭结一团。此须知"常守药炉看火候，但安神息任天然"，切不可再向阴跷问津。

当其神炁初交，炁自涌泉直上，炁欲冲天，运河车时也。于是以意引导，凝而不散，不偏不倚，而轮自旋转不息矣。运至上顶（乾宫泥丸），归到极处，即为阴之初生，降至黄庭（中宫土釜），归炉封固，杳无踪迹，是为一周。再养之，至动时又炼，如此循环不已。

玄关现象不只一端。炼精化炁有精生之玄关，练炁化神有炁动之玄关。真精（铅炁）藏阴跷一穴，从混沌一觉摄归中黄正位与阴精（汞液）炼而为一。

老嫩。若未混沌，斯为无药；若已混沌，未与神融为一，便去阴跷采取，斯为药嫩（神未全），不堪入炼；若混沌一觉（神知），未及时提取，待一觉之后有觉他事，一动之后又复动而外驰，斯为药老，更不可用。

炁阳生。神即离中之神火，炁即坎中之神水，迨至神炁合融，宛转丹田，吾身灵炁与天外来的阳炁合一，为炁阳生，玄牝现象，"天地相合，以降甘露"，露即外来灵阳之炁。

谷神不死。谷即虚也，神即灵也，不死即不昧也。

"要得谷神长不死，须凭玄牝立根基。"夫谷神何以必依玄牝哉？以虚灵不昧之主宰，必于玄牝之有形者形之，其实是无形也。

命蒂。水中金生，铅中银出，阴中阳产，坎吐金花，长生之本。

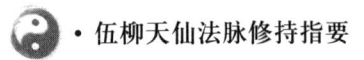

玉液。后天中之先天，灵液，津精。

其效见于一时半刻，其功必待三年九载，而其得力全在养我慧光、铸我慧剑。

古人云慧光："在天为日月，在人即两目。"慧剑："在天为风雷，在人为神炁。"

学人……补天地之偏，培造化之缺。故曰："人者，天地之心也。"苟无至人出世以参造化之权，赞天地之化，则天地亦成混沌之天地，而不能生育无穷也。

历观古仙，无一个不是晚年闻道，到百余岁始证金仙。

邵雍："学不际天人，不足以谓之学；学不至于乐，不可谓之学。""美酒饮到微醉后，好花看到半开时。"

离宫光显"性阳生"；神火下照，水底金生，炁阳生，"命阳生"，活子时。

人欲长生，除此守中、河车二法行持不辍，别无积精累炁之法焉。

此中所生阳铅，是从坎中生出，阳即是灵父。……从虚危穴起火，而上至泥丸，于是凝神泥丸，温养阴精，即以灵父配圣母，以阳铅配阴汞，以阳炁制阴精，此为灵父圣母交而产药。

若无外炉火候调分文武，则虽天然真火虚灵洞彻，则亦仅能了性，不能立命。此内外二火，一性一命之火也。且人有内火而无外火，则性无以恋命，命亦无以恋性，是谓孤阴不生，独阳不长。

凡呼吸与真呼吸，二者一体一用也。无先天神息，则凡息无主，无后天凡息，则真息无自而生。

无性（神）则无丹本，无主宰。

总之，药朝上阙，泥丸炁满药灵，有一片清凉恬淡之象，即阳炁上升于头目，宜退阴符之时也。此时不须引之降下，但以神主宰泥丸，意注于高上之天，自然循循降下重楼，入于绛宫，温养片晌，导入丹田，与炁打成一片，和合一团。斯时不进不退，无出无入，静候个中消息，再行周天。

凡精者何？口中甘露，元精即甘露中一点白泡，如珠玉者。
"毋摇尔精。"精即汞，心中之灵液，元神之所依托者。

盖元炁，母炁也；胎息（之炁），子炁也。元炁与胎息虽二，而实一也。若无先天元炁，则后天之胎息无以生；无后天胎息，则先天之元炁无由寄。……是知凡息一停，胎息自动，而生死由我也。
以神为胎之主，以炁为胎之辅，以息助胎之成，故胎息即成仙之首务也。

天根者，天一生水之根，坎中一阳也，资生之根本。
月窟者，月亏而有窟，在一身之泥丸。
月者，金水之精，人身之用，坎水也。

吾言之玄关一窍，是虚而灵之一物，才能了生死，脱轮回，为亿万年不朽之法身。
动静无端，玄关亦无端。阴阳无始，动静无端，胎息为玄牝之门，打开玄牝之门，玄关窍也就大开。一息未止，则神随炁动，炁与神迁，有何玄牝之可言哉！

玄牝、元牝，生生不息义。

药产有时。玄关窍开，此其时也。神炁相恋，玄牝体立。

父母媾精时，一点灵光坠入胞胎内，是为玄牝之的旨。未归虚极静笃，则玄牝之门犹不能现象，炼丹亦无药可采。

其实"玄"即离门，"牝"即坎户。为将离中真阴下降，坎宫真阳上升，两将混合于中黄正位，久久凝成一炁，坎离交媾，身心两泰，眼中有智珠之光，心中有无穷之趣。

"调停二炁生胎息，始向中间设鼎炉。"否则空安炉鼎，枉用火符，烈火烧干锅。

玄关一窍，心肾炁交始有其兆。心有心之玄关，肾有肾之玄关。忽然肾炁冲动，真机自现，此肾之玄关（现象）。以情归性，心神快畅，炁机大开，此心之玄关（现象）。即真知灵知之体也。大开之时，无处、无事不是玄关。非粗浅人所能视也。

呼吸之火，能化谷精之气而生元炁，元炁之火能化呼吸之息而生元神。

大凡修道炼丹，虽离不得真阴真阳（离中之虚、坎中之满），若无太和元炁（玄关开、玄牝立而得），则丹无由结，道亦难成。盖道原太和一炁所结而成也。

元始祖炁，含一点真阴真阳。真阴真阳同类。神炁立而坎离生，坎离交而元精产——白虎首经至宝。

黄芽有两种：初三新药；十五大药。

癸铅——炁；壬铅——神炁一。

铅花现（于）癸尽时（阳生）。还丹大药铅生癸后，铅生则采之。金（炁）逢望远（十五月圆之后）不堪尝，唯于五千四十八日癸水初潮（十四月将圆满）之后，斟酌用功，擒住首经至宝，乃为上上。癸生为十四（二七时，有真机）癸尽为十五，一遍阳光，正此时也。以人身而言无非大静之大动尔，采而吞之。

若不知保养后天，徒寻先天元炁，势如吹沙求饭，万不可得。

坎中真阳活子时，动而采；离中真阴火午时，静而养。

人之神在心，心之机在目，心向外驰是情，心向内收是性。此心一定，心火下降，肾水上升，心水既济，口饵甘津。内有天机，必待师传。

子时——药旺活子时，坎离一交，"偃月炉中玉蕊生"，暖炁融融，不老不嫩，过关穿窍进阳火。

午时——药朝金阙，进火上顶（泥丸宫），阳极生阴时，退而向下。

卯、酉二时，一心了照（沐浴、温养）。

胎息成，玄牝立，炁机自然生生不息。

有间断，即非胎息。（心息相依，绵绵不断，真胎息）

至于炁机之消长，且听其盛衰，而主宰（之神）切不可因之有消长，此即是真正妙诀。

两重天地，即先天后天。四个阴阳，一呼一吸，凡阴凡阳，不呼不吸，真阴真阳。

浑身上下炁冲天，正是河车运转时。

"下重楼而服食之"，是得坎实点离阴（抽坎填离），名乾坤交媾也。正是中丹田事。

（经小周天）炼作纯阳之炁，则有大周天火候。

至若河车未动，不妨以守中为主，养育胎息为是。

务要炼出胎息，色身方有主宰，且有变化之妙。……不但祛病延年，仙体亦于此固结焉。

但若外阳勃举，是微阳初动，非真阳也，只可目引之而上升，以意引之而归炉（脐稍上之土釜），不可遽转河车。

阳已举而不用提掇之法，则药老而不可用。

小周天，守中温养一法，是为钝根漏体之初工。若能精气神三宝无亏，有如童体，则又不必用守中工夫，直从河车搬运下手。……守中之一候，只是教人神凝气穴，息住规中，会三性于一堂……

必也丹田有温温之炁冲冲向上，自脐至眉目之间一路皆有白光晃发，如此至再至三，审其属实，其炁冲冲绝非虚阳显露，然后行河车搬运之法。尤要知得真阳之炁至刚至壮，其必丹田炁突始能开关展窍，不须多用气力引之上升而下降也。……于斯时也，只需以意微微引之，一顺呼吸之常，恰与天地合度，则纲缊之炁自然养胎结丹，而成不老之身。

然不可不知子进阳火、午退阴符、卯酉沐浴之法。自审真阳发现果系无他，由规中少著一点意思，将此真阳之炁从内肾透过下（鹊）桥，由尾闾、夹脊双关上玉枕，直至泥丸之宫，引至印堂，下至重楼绛宫，然后送归丹田，温之养之，烹之炼之，丹自结矣。

虽然，周天之数亦岂漫无度哉？又岂死死执着乎度哉？总之一日之间，一年之内，皆有十二时辰，自子至巳为六阳时，必于每时数至三十六度（四个呼吸 × 九个数数 = 三十六），合得二百十六数（三十六 × 六阳时 = 二百一十六），自午至亥为六阴时，必于每时数至二十四度（四个呼吸 × 六个数数 = 二十四），然卯酉二时是沐浴之时，除却二时不数，还得周天三百之数，所以谓之小周天河车者此也。然始也一夜或行一二周天，久之或行三五周天，再久之或行十四五周天，如此大药（内药）将产、河车将停之候也。然亦必有六种效验方可停工：目有金光，鼻有抽搐，耳有风生，脑后有鹫鸣，丹田有火珠之耀，腹中有震雷之声，如此方可停火，而行七日过关大周天之工夫。此所谓龙虎交而黄芽产，小河车之事也；又谓百日筑基以成不老丹者此也。……此中皆有微意，吾亦不敢一口尽泄，有志修士自家揣度其真谛可也。

小河车之工如此，然亦炼精化炁之候。顾何以知其精尽化炁哉？外阳收缩尽净，精窍知其已闭，若有一分精未化，必其阳不收、其窍不闭，气不团聚，不能变化而成六种之神效。此的的口传心授。

天人性灵合于泥丸，地人命灵合在漕溪（脊柱骨髓中）。

殷勤修炼，不差毫发，水火调匀，铅汞配合，龙虎不相争斗，龟蛇合为一体，其始真铅现象，如月之出于庚方，只有一线微明，其炁尚柔，其质尚嫩，维时但于铅阳发现时，运行进退火符之工，迨至积精累炁之日久，筑基炼己之功成，其炁油然瀹然，融融似冰泮，浩浩似潮生，滔滔汩汩，直周流乎一身之内，势有不能遏者，于是乃用炼炁化神之工，行七日半过关服食之天机，用五龙捧圣之真诀，时至神知，妙用现前，阳光发动，大药呈形，于是轻轻然举，默默然运，微以意而动炁，运造化之机枢，自然水见火而化为一炁。诀云：依法度追魂摄魄，凭匠手捉雾拿云……如龙养珠，如鸡抱卵，念念在兹，日夜不忘，自然见先天一炁混合离宫之阴精，化为一体，有不知神之为炁、炁之为神者。

大周天之火，固非著有，亦非顽无，始似不著于有无，久则定归于大定，使汞性之好飞者不飞，炼成一块紫金霜之色，浑无动荡，所谓"肘后飞金精入泥丸，抽铅添汞而采大丹"，此大周天之法象也。……工夫到此，百脉自停，胎息自住，可以长生不死而成人仙。

然后行此大工以还玉液、金液之丹。

得丹不难，只须片饷之功，唯温养此丹成圣为难。

铅汞打成一片，融会一团，久之有阳神出现，由绛宫上至泥丸，突然神光晃发，直冲霄汉，霎时间游行五湖四海九州万国，有莫知其所以妙。

初出（阳神）宜谨慎，以防转生人世，乃至马腹牛胎……

至此再安神炉，复立神鼎，直将已成之阳神，送归于泥丸八景之宫，时时温养，若有若无，以炼还虚一著；犹必将先所炼之元神化为乌有，浑不知神之为虚，虚之为神，庄子所谓蝶化周、周化蝶，不知蝶为周、周为蝶，是二是一，浑浑沦沦，无可以破其际真者，此方是还虚之说。若犹未知吾神即太虚之虚，太虚之虚即吾神之虚，神与虚尚不能合而为一，则不可轻易放出也。虽然，万物皆有象，唯虚无象，万物皆有名，唯虚无名，而实天地之大、四海之遥，亦一民一物一草一木无不包落于虚中，此其所以不可思议也。学者修炼到此，即可与大觉如来同登法坐矣。

内修性命，外积功善，无有怠志，自有天神指授。

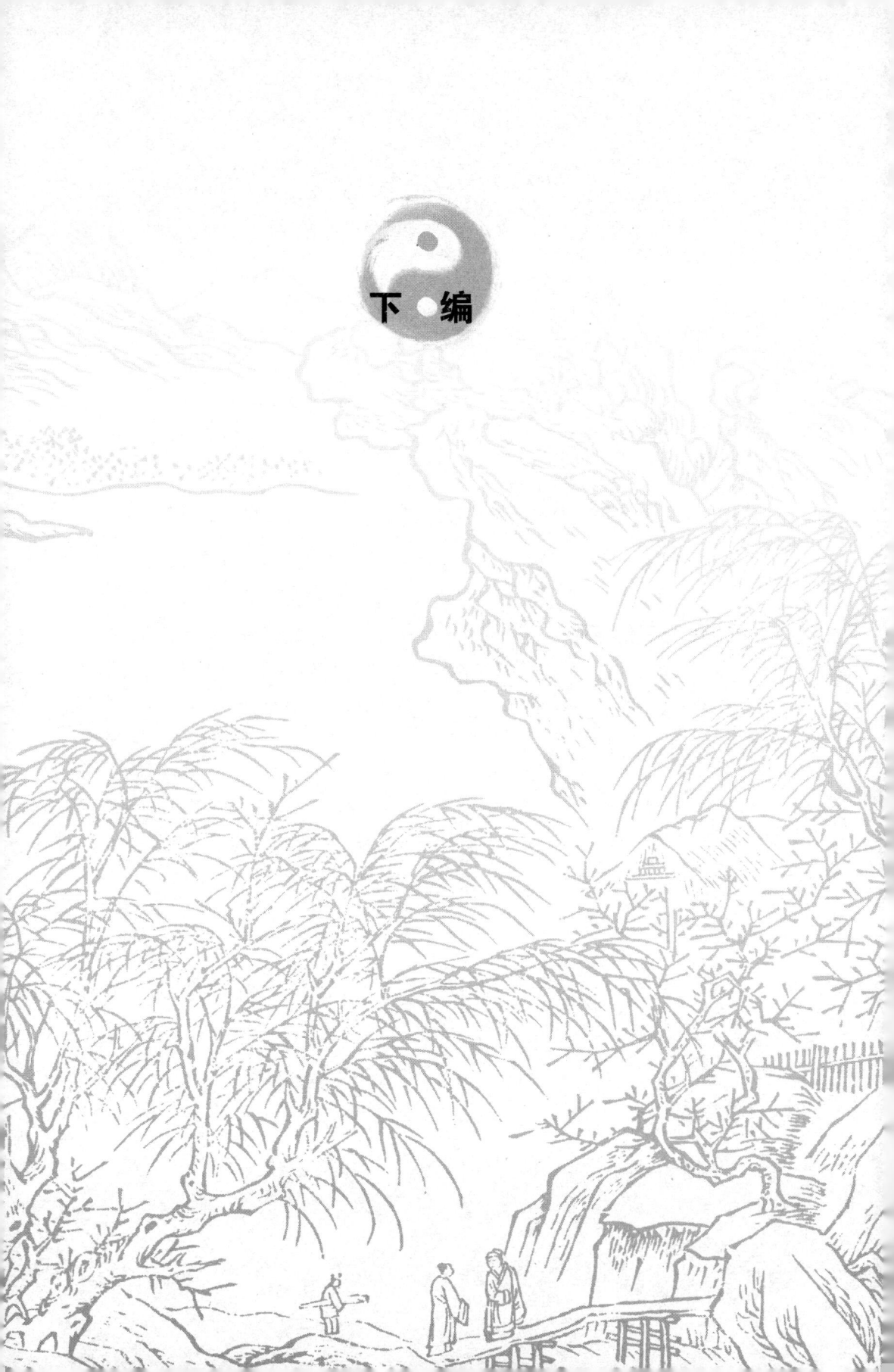
下编

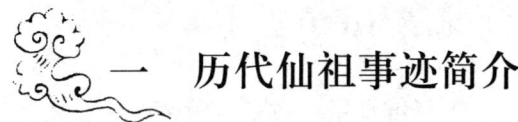
一　历代仙祖事迹简介

轩辕黄帝与广成子

传统仙家丹道养生学可谓源远流长，常称黄（帝）老（子）之学。南华真人庄子说，轩辕黄帝曾经跋山涉水前往昆仑山，问精于此道的上仙广成子。黄帝得到广成子具体而确切的答复是：至道之精，杳杳冥冥；至道之极，昏昏默默。无视无听，抱神以静，形将自正。必静必清，无劳汝形，无摇汝精，乃可以长生。目无所见，耳无所闻，心无所知，汝神将守形，形乃长生。慎汝内，闭汝外，多知为败。我为汝遂为大明之上矣，至彼至阳之原也；为汝入于杳冥之门矣，至彼至阴之原也。天地有官，阴阳有藏，慎守汝身，物将自壮。我守其一，以处其和。故我修身千二百岁矣，吾形未尝衰。

轩辕黄帝距今约五千年，再加上广成子一千二百年，距今有六千多年了。如果再往上推，还可以推到"伏羲一画破鸿蒙，三画才成鬼神惊"的伏羲大帝时期，据推算约为一万八千年左右。

长生久视之道，《黄帝内经》也有明确的表述。《素问·上古天真论》："……有真人者，提挈天地，把握阴阳，呼吸精气，独立守神，肌肉若一，故能寿敝天地，无有终时，此其道生。"

老子与庄子

老子继承了广成子、黄帝……长生久视之道，天仙法脉，深入静定，静定之深，深静到笃、虚灵至极，超越阴阳五行，突破时间空间，大智慧生起，视天地万物如在掌中，妙观到万物发生之初，负阴而抱阳，冲气以为和……万物又叶落归根，回归道乡，如此往复循环——天道好还！从此他老人家背靠天道，把握人道，斡运物道，头头是道！

老子生于公元前571年春秋战国时代，那时人们的平均寿命（据推测）只有三十岁左右，而司马迁的《史记》说老子在百六十岁或言二百岁时出关传道去了。

"书愈多，道愈晦。"那时的大道都是口传心授，无人著书立说，皆重亲证实修。老子的道德修养达到了前无古人、后无来者的登峰造极的至高境界，读一读《道德经》就能明了。

"致虚极，守静笃。""虚其心，实其腹，弱其志，强其骨。""营魄抱一能无离，专气致柔能婴儿。"老子不喜欢骑高头大马而耀武扬威，而情有独钟与艰苦耐劳的青牛相伴终生；百六十岁或言二百余岁在楼观台讲道时专气致柔能婴儿，几个古今修道者达到过？

"道之为物，唯恍唯惚；其中有象，其中有物；其中有精，其精甚真。""天门开合，明白四达。""知人者智，自知者明。""不出户，知天下；不窥牖，见天道。"如此有几个古今修道者达到过？

道通，万法皆通，聪明睿智如孔夫子者，也曾数度问道于老子。

在青城山道观的老子像前，一位虔诚的修道者俯首叩问老子：我们读你老人家的《道德经》，大道到底应该怎样进修？

冥冥中听到老子答曰："跟着我的脚印走！"

对，我们一心一意跟着老子的脚印走，一直走到老子的道乡而欣赏大好风光！

老子大道的承传者、生于公元前约369年的庄子，虽家境贫穷，却淡泊名利；得到老子的真传，早就看破世事，故而生性达观。庄子证道修真境界高深，将老子的大道描述得更加具体而生动。《大宗师》曰："夫道，有情有信，无为无形，可传而不可受，可得而不可见，自本自根，未有天地，自古以固存。"

对于入手功夫，庄子讲得非常具体：导引、吐纳、守一、周天、坐忘……他的心斋、听息法："若一志，无听之以耳，而听之以心，无听之以心，而听之以气！听止于耳，心止于符。气也者，虚而待物者也。唯道集虚。虚者，'心斋'也。"他对真修实证者所达到的层次与境界还提供了判断标准："古之真人，其寝不梦，其觉无忧，其食不（追求）甘，其息深深。真人之息以踵，众人之息以喉。"

庄子造诣甚高：

"上与造物者游，而下与外生死、无终始为友。""独与天地精神往来。""泛爱万物，与天地一体也。"

"举世而誉之而不加劝，举世而非之而不加沮。"

"至人无己（私），神人无功（矜），圣人无名（贪）。"

庄子实事求是，不乱提虚劲；知之曰知之，不知曰不知："六合之外，圣人存而不论；六合之内，圣人论而不议；春秋经世先王之志，圣人议而不辩。"

魏伯阳真人和他的《周易参同契》

到了东汉，出了一位集古代仙道养生学大成者——魏伯阳真人，他写了一本不朽的经典之作《周易参同契》，比较明确地建立起了仙道养生学的理论框架和修持模式，尽管只是轮廓。而且，阴阳五行、天文月象、炉火卦爻……好一个华丽的丹道大观园；亭台楼阁，道路纵横，又似一个令人扑朔迷离的迷魂阵，把本来至简而朴实的大道，打扮得花枝招展，十分耀眼——耀眼得被尊为万古丹经王，确也把一些悟性极高的修真证道者引向蓬莱山峰；但几乎绝大多数人一直被困在这八卦阵中而晕头转向。这本万古丹经王十分符合那些"纸上觅法"者们的胃口，对其中的迷、密、谜、秘大加考证，有的人遂而成了权威。

"师传虽一，悟解有别。"此书一出，注解蜂起，"各吹各的号，各唱各的调"，众流纷纭，门派因此而立，山头由此而垒；左道旁门也随此而兴——当然左道亦道，旁门亦门。糟糕的是邪道也纷纷来凑热闹，一句"同类易施工，非种难为巧"，令不少人想入非非，以彼家为鼎，实施采阴补阳，其结果致使养生路上平添了不少枉魂。这当然只能怪那些想入非非者自己！

魏伯阳真人以自己的真修实证，第一次提出了衡量真正修成了长生久视、超凡入圣者的硬指标：入水不溺，入火不焚；度金石无碍，步日月无影。对于那些自称是什么高师、大师、宗师者，欲辨别其真伪，也很容易，把他们往火中一丢、水里一溺，能否度过水火关；或在太阳、月亮下面一站，如果没有影子，那就是成就了真人；否则仍然是个凡夫而已。

青霞子苏元朗

苏元朗真人活动于隋代开皇时（581—600）罗浮山一带。《罗浮山志》说他生于晋太康年间（280—289），至罗浮山时已三百余岁，"得司命真秘，遂成地仙"；"居青霞谷修炼大丹，自号青霞子……发明太易丹道为《宝藏论》曰："夫天地之内，宇宙之间，中有一宝，秘在形山（体内）。识物灵照，内外空然；寂寞难见，其为玄玄。……本净非莹，法尔圆成。光超日月，德越太清。……朗照十方，应用堂堂。……其精甚灵，万有之因。凝然常住，与道同论。"又曰："天地之先，无根灵草（炁），一意制度，产生至宝"，"乃著《旨道篇》示之，自此道徒始知内丹矣。"

唐代八仙之一的张果老、东岳丹师董师元，先后继承了苏元朗的学说写了《龙虎元旨》《诸真论还丹诀》，皆称其丹法得自罗浮山隐士青霞子。"天地久大，圣人像之，精华在乎日月，进退运乎水火，是故性命双修，内外一道。"苏元朗首先明确提出了性命双修作为内丹修炼的核心内容及指导思想。

苏元朗沿用外丹名词讲述内丹："龙虎金鼎，即身心也。身为鼎炉，心为神室，津为华池。……白虎者，铅中之精华；青龙者，砂中之元气。鹊桥河车，百刻上运，华池神水，四时逆流。有物之时，无为为本。自形中之神，入神中之性，此谓归根复命，犹金归性初，而称还丹也。"文中之"鹊桥河车"，乃后来丹家所谓的小周天炼精化炁也。

不过第一次指明小周天工程的，乃是得到谌母元君真传的东晋道士许旌阳真君（239—374），他首先披露了小周天进阳火、退阴符过程中，卦爻斤两的程限规则（积得阳爻216，积得阴爻144）。

钟离权与吕洞宾

道家内丹养生学天仙法脉的发展，到了唐末、五代及北宋时期，直至钟离、吕祖制定了"炼精生真炁（小成人仙）、炼炁化阳神（中成神仙）、炼神合大道（大成天仙）"的"三成全法"之后，天仙法脉内丹炼养的"经典模式"遂而固定下来。后来出现的东、西、南、北、中五大流派，以及其他性命双修派别，无不以钟离、吕祖的"三成全法"为依据。

钟离祖师得到东华帝君王玄甫的天仙法脉传承，并收吕洞宾、施肩吾为徒。在施肩吾整理的《钟吕传道集》中第一次系统论述了天仙法脉大道理：

"穷理尽性致于命，全命保生合于道，当与天地齐其坚固，而同得长久。"祖师于终南山石壁中获得《灵宝经》30卷，即后来传给吕洞宾的《灵宝毕法》："上部金诰书，元始所著；中部玉录，元皇所述；下部真源义，太上所传。"

吕洞宾生于唐德宗贞元十四年（798）四月十四日。幼时曾遇马祖，相之曰："遇庐则居，遇钟则叩。"后来他果然在庐山修炼时，遇到钟离权而得以拜师。

吕仙（洞宾）除师事钟祖（离权）外，他还拜过火龙真人得授天遁剑法。还有一位师尊，至一真人崔希范，著有经典名篇《入药镜》，以其亲修自证硕果，以歌诀形式系统阐述了内丹修炼过程的理和法。

吕祖得到崔希范真人的内炼密旨，十分感慨："因看崔公《入药镜》，令人心地转分明。"

崔公《入药镜》言简意赅，字字珠玑，句句口诀，且系统完整，随时读之皆令人开卷获益。因为《入药镜》全系崔公数十年修炼的总结，非纸上谈兵者们的天下文章一大抄之作；也没有魏伯阳真人《周易参同契》那么多的隐喻，故至为宝贵。如"先天炁，后天气，得之者，常似醉"，描述了先天炁藏、后天气伏，众妙归根、炁（气）聚药灵而内乐生起时的法相；"上鹊桥，下鹊桥，天应星，地应潮"，描写了玄关窍开，性光闪亮、元炁氤氲时的美妙情景，"鹊桥"之说这里又见；"一日内，十二时，意所到，皆可为"，论述了"活子时"；"初结胎，看本命。终脱胎，看四正（子午卯酉）"，强调了在河车运转过程中，子午卯酉四个时位，沐浴温养的重要性；"盗天地，夺造化，攒五行，会八卦"，教导我们要放宽视野，体内丹产珠圆，必内真外应，可以到宇宙中当"强盗"去，"窃天地无涯之元炁，续我体有限之命根"，以达人天合一而天为我用，从而完成小我生命的自我升华，主动进化，由凡而仙。

一
历代仙祖事迹简介

中华传统仙道养生学天仙法脉的集大成者、金丹大道经典修持模式的创立者，公推为钟离祖和吕仙。他们师徒两人在《钟吕传道集》的丹道十八论中，首先论述了"真仙"："仙非一也。纯阴而无阳者，鬼也；纯阳而无阴者，仙也；阴阳相杂者，人也。唯人可以为鬼，可以为仙。……仙有五等，法有三成，修持在人，而功成随分者也。"也就是说，个体生命一般顺行随而成鬼，也可以逆修升而为仙；成鬼或为仙，权柄皆操于我们自己的手中！

在丹道十八论中，根据天人合一学说，师徒俩依序讨论、叙述了大道、天地、日月、四时、五行、水火、龙虎、丹药、铅汞、抽添、河车、还丹、炼形、朝元、内观、魔难、证验等，从而建立起了古代大视野的天仙法脉养生学，含"精气神一体、天地人一统、先后天一脉"之大生命科学体系——生生之学、生死之学、升华之学。

钟离、吕祖将具体的丹道修持步骤分为十二步：（1）匹配阴阳；（2）聚散水火；（3）交媾龙虎；（4）烧炼丹药；（5）肘后飞金晶；（6）玉液还丹；（7）玉液炼形；（8）金液还丹；（9）金液炼形；（10）朝元炼气；（11）内观交换；（12）超脱分形。

钟离、吕祖是行证一致的大成就者，他们确也达到了丹道修持的终极境界：散则成炁，聚则成形，生死自在，来去自由；一千二百余年后还在四川乐山度化过西派宗师李涵虚真人，留给我们的诗句也可以作证：

  九年火候直经过，忽尔天门顶中破，
  真人出现大神通，从此天仙可相贺！

这里特别要指出的是，钟离、吕祖无论是在丹道十八论里，或修持十二步中，都安排有"炼形"，还细分为"玉液炼形"和"金液炼形"，以对色身进行脱胎换骨的改造，使之成为强健的载道之器，以免在高阶的"三年乳哺""九年面壁"之大定过程中，肉身难以承受、中道止歇而功亏一篑。故此吕祖特别将钟离祖师的动功"八段锦"刻于石壁之上，供后人参学，力图避免后来修真者们犯那"只修性，不修命，此是修行第一病"的老毛病。

金丹大道：金者炁也，坎中之满——水中之金（炁）；丹者纯阳也，由金炁炼成纯阳之物；大道者，圆满无缺。天仙法脉的金丹大道，可以使吾人的生命升华至理想境界，由凡而仙，获大自由，享大自在——心自在，身自在，寿自在，业自在，无不自在的圆满之道。有诗赞：死死生生生复死，来来去去去还来，截断去路（不死）与来路（不生），要来要去自安排。

比吕祖小了约八十岁的睡仙陈抟，可谓已达到了天仙法脉修持登峰造极的境界——不食人间烟火；阳神出游；预知时至，生死自在。宇宙最高秘密的河图、洛书、太极图、无极图，也皆自他的手中传出——他则得之于吕祖。

陈抟老祖是"华山论道"的主持人和主人，在他的周围聚集了一大批高人、异士，都是仙家丹道史上赫赫有名的人物。如《宋史·陈抟传》："华阳隐士李琪，自言唐开元中郎官，已数百岁，人罕见者。关西逸人吕洞宾，有剑术，百余岁而（貌若）童颜，步履轻疾，顷刻数百里，世以为神仙。"

陈抟为常与之游、形体生毛的毛女真人（字正美）写过两首诗，其中之一曰："曾折松枝为宝栉（梳子），又编栗叶代罗襦（裙子）。有时问着秦宫事（自言曾为秦宫女），笑捻仙花望太虚。"算来她当时有一千五百余岁了。

陈抟的师友中尚有"线作长江扇作天，鞭鞋抛向海东边"的《化书》作者谭峭，"动辄八百里"的李八百，和曾是他老师之一的麻衣道者，皆当时的奇人异士。

至于陈抟的老师，"转益多师是吾师"，"我谓浮云真是幻，醉来舍辔谒高公"，乃天师观高公的何昌一；"（宋）雍熙间（984—987），吕祖同刘海蟾西游华山，教希夷（陈抟）以养神、炼精、出神法诀。"《匿记》中记载：

"吕祖在华山,曾授希夷以三元丹法、先天隐诀,及太上混元无极图,陈刻无极图于石壁。"

功夫实践真到甚深层次,都会进入"睡炼"功境。陈抟的睡功尤其闻名:"龙归元海,阳潜于阴。人曰蛰龙,我却蛰心。默藏其用,息之深深。白云高卧,世无知音。"吕祖亦有诗赞曰:"高枕终南万虑空,睡仙常卧白云中,梦魂暗入阴阳窍,呼吸潜施造化功。真诀谁知藏混沌,道人先要学痴聋。华山处士留眠法,今与倡明醒诸公。"

吕祖说:"抟非欲长睡不醒也,意在隐于睡,并资修炼内养,非真睡也。"陈抟亦自赋诗曰:"至人本无梦,其梦乃游仙;真人亦无睡,睡则浮云烟。炉里常存药,壶中别有天。欲知睡梦里,人间第一玄。"他曾言及其睡功态中之妙景:

> 至人之睡,留藏全息,饮纳玉液,金门牢而不可开,土户闭而不可启。苍龙锁乎青宫,素虎伏于西室,真炁运转于丹室,神水循环于五内。呼甲丁以值其时,召百灵以卫其室,然后吾神出于九宫,恣游青碧,履虚如履实,升上若就下,冉冉与祥凤遨游,飘飘共闲云出没……

"无上天机天以泄,河图洛书太极图。知此道者二三子,道德五千用心读。"陈抟就是深知此道的二三子之一。历代"只见文字不见图"之《易》图,终于由睡仙陈抟传了出来。

《宋史·陈抟传》:"抟好读《易》,手不释卷。"《玄品录》:"图南(陈抟)淹通群经,尤精《易》学。"

"处士陈抟受《易》于麻衣道者,得所述《正易心法》四十二章,理极天人,历诋先儒之失,抟始为之注。及受河图、洛书之诀,发易道之秘,汉晋诸儒如郑康成、京房、王弼、韩康伯皆所未知也。"

陈抟曾著有《龙图序》一文,介绍了先天易学的八卦象数学说,总的认为龙图象数中包含着宇宙发生的根源、万物演化的始终以及天人相通的秘密。

大考据家朱彝尊《太极图授受考》说:

> 抟受之吕洞宾,洞宾受之钟离权,权得其说于伯阳,伯阳闻其旨于河上公。在道家未尝不诩为千圣不传之秘也。

历代众多学者均指出,老子得伏羲易学之精髓,河上公又传老氏之学,而后钟离权、麻衣道者各探其奥,传于吕洞宾、陈抟,陈抟通过种放等人陆续传出几代学者们共同探索的成果。

至于儒家学者周敦颐所传之太极图,实源于陈抟所传的无极图。

道门中"假传万卷书,真传一张纸"的那张纸,就是陈抟所传出的无极图!一张由凡而仙的内炼程序图。

紫阳真人张伯端

南宗五祖的第一祖,为生于北宋神宗(987)时的紫阳真人张伯端。他的内炼功夫本已达到颇高的程度,但是如要进一步升华——丹产珠圆,成就圣胎……却感无梯可登,遂感而叹曰:"饶君聪慧过颜闵,不遇明师莫强猜。只为金丹无口诀,教君何处结灵胎?"华阳禅师也强调:"寻法觅师问正传,不得真诀难为仙。"

"性命双了产胎仙!"佛道皆然!

佛祖说法四十九年,所讲的都是心法——修心养性,可以普传。而"修命"部分则系"教外别传",只传给了迦叶尊者一人,他遂得以"性命双了"而长住世间,成为禅宗初祖,后来迦叶又传了三人。

在数千人的法会上，佛祖"拈花微笑"，为什么只传迦叶一人，而不像"心法"那样予以普传呢？这是因为"修命"过程等于"小死"一场，"命功修持九道坎，坎坎都是鬼门关！"因为此时内能很高，而且内真外应——人天相感，不但色身要发生脱胎换骨的巨大变化，尤其精神领域也要进行彻底的大扫除，修持者从生理到心理都会产生极大的反应，此时若无明师或过来人指导、护关，关隘难过，轻者止步不前，出差致偏；重者走火入魔，修进精神病院；更糟糕者弄成残疾，丢掉性命，在古今修炼史上多有记载。这一点佛、道两家皆然。故而有"弟子寻师易，师寻弟子难"之叹！

凡是有正宗传承的传道者，在选择衣钵传法弟子时，首先要有"宿命通"功能，能够慧观"弟子"的前世因缘及未来造化，能否成为载道之器而担当传道大任，否则是要背因果的。这也是性命双修大道"道不轻传"的主要原因。张伯端道成之后，后来三传非人而遭"天谴"，可谓事出有因。

张伯端修持多年，已到八十二岁高龄仍在山中转悠。老天不负有心人，终于遇到了真师——于宋熙宁二年（1069）得遇吕祖师弟刘海蟾真人。正是："读书万卷，不及真人一点！"一经真师点明关窍，便如拨云见日，直插峰顶而望月微笑！

多种文献记载，均说"张（伯端）得于刘海蟾，刘得于吕洞宾"。"……游蜀，遂遇刘海蟾授金液还丹火候之诀。乃改名用成，字平叔，号紫阳。修炼功成，作《悟真篇》行于世。"

紫阳真人撰写《悟真篇》的目的，他在序言中交代得非常清楚：

> 因念世之学仙者十有八九，而达真要者未闻一二，仆（作者）既遇真诠，安敢隐默？罄所得成律诗九九八十一首，号曰《悟真篇》。……所期同志览之，则见末而悟本，舍妄以从真。

在天仙法脉丹道修炼史上，公认《悟真篇》是历代最重要的丹经著作之一，与魏伯阳的《周易参同契》齐名，包括他的《金丹四百字》《青华秘文》，均被推为金丹大道正宗。

紫阳真人对丹道修持有一个极重要的贡献就是，给"玄关一窍"下了一个经典定义：

> 此窍非凡窍，乾坤共合成，名为神炁穴，内有坎离精。

丹道修持的迷中之秘，跋山涉水寻觅高师点化，就是祈求高师点开玄关，或点明玄关一窍。这个通玄达妙的机关，古人、古丹经皆语焉不详，使人不得要领。

紫阳真人说："一孔玄关最幽深，非肾非心非脐轮，膀胱谷道空劳力，脾胃泥丸莫搜寻。"哪儿都不是——在身中寻找都不是，离开身中向外去求更不是。

五祖白玉蟾指明："未开为关，既开成窍。"玄关里面关藏着尚未被吾人普遍开发利用的高智慧潜能，内丹修炼的"上药三品"，先天的元神（存于上丹田）和元气（藏于下丹田）。玄关未开时，属乾的元神与属坤的元气（炁）皆虚在隐存，无象无形；开关之后，神气（炁）和融则灵而有象，回旋氤氲——无中生有，无极而太极，孕育真种子。既要孕育真种子，必须要有一个处所——乾坤、神气（炁）交媾的道场，也就是"玄关一窍"。

"孤阴不生，独阳不长。"光是乾道元神的上玄关开，或只是坤道元气（炁）的下玄关开，孤影独形，无交媾对象，不需要道场，因此也就不会形成玄关一窍。所以吾人体内修道的道场、玄关一窍，乃"乾（神）坤（炁）共合成"——无中生有之窍。

三个丹田，三处黄庭，泥丸、会阴……皆有处所，故名凡窍。而玄关一窍在人体内本来没有，乃由乾坤、神炁交媾而成，系无中生有之物，故非凡窍也。

紫阳真人这个定义下得很恰当，得到一致公认。后来的其他人也下过类似定义，如《道法会元》："此窍非凡窍，中中复一中（神炁交媾处曰真中），万神从此出，真炁与天通。"还有："此窍非凡窍，阴阳共合成，名为二炁穴，内有真阳生（二炁合为真阳一炁）。"其意义皆不出紫阳真人所述左右。

紫阳真人没有门户之见，主张三教合一，倡导先命后性的性命双修：

我金丹大道，性命兼修，是故聚则成形，散则成炁，所至之地，真神现形，谓之阳神。彼之所修，欲速见功，不复修命，直修性功，故所至之地，人现无复形影，谓之阴神。

五祖白玉蟾

南宗五祖之第五祖白玉蟾，著述最丰，成就也很高。他不像紫阳真人主要以《道德经》《阴符经》为理论依据，而是直接回到陈抟的《无极图》那里。白玉蟾在《无极图说》中说：夫道者，性与命而已。性无生也，命有生也。……肾即仙之道，心即佛之道。……性与天同道，命与人同欲。具体内炼三宝当然是精气神——先天的精炁神："人身只有三般物，精神与炁常保全。其精不是交感精，乃是玉皇口中涎。其炁即非呼吸气，乃知却是太素烟。其神即非思虑神，可与元始相比肩……岂知此精此神炁，根于父母未生前。三者未尝相退离，结为一块大无边。"

他的《金丹捷径》，"备言丹法细微之旨"，成为以前公诸于世的丹诀中透露最详的一部著作。书中《丹法参同十九诀》就将南宗的修炼法程尽情表露，颇为珍贵。

南宗先命后性、性命双修的内炼体系，从采药开始。（1）采药："收拾身心，敛藏神气。"（2）结丹："凝气敛神，念念不动。"（3）烹炼："五符保神，金液炼形。"（4）固济："忘形绝念，谓之固济。"（5）武火："奋迅精神,驱除杂念。"(6)文火:"专气致柔,含光默默,温温不绝,绵绵若存。"(7)沐浴:"洗心涤虑,谓之沐浴。"(8)丹砂:"有无交入,隐显相符。"(9)过关:"果生枝上终期熟,子在胞中岂有殊。"(10)分胎:"鸡能抱卵心常听,蝉到成形壳自分。"(11)温养:"知白守黑,神明自来。"(12)防危:"一意外驰,火候差失。"(13)功夫:"朝收暮采,日烹时炼。"(14)交媾:"念念相续,同成一片。"(15)大还:"对景无心,昼夜如一。"(16)圣胎:"蛰其神于外,藏其气于内。"(17)九转:"火候足时,婴儿自现。"(18)换鼎:"子又生孙,千百万亿。"(19)太极:"形神俱妙,与道合真。"五祖把钟、吕二祖的"三成全法"分成了十九个节序,可供后来人参考。

王重阳祖师开创的丹道北派

能够使丹道修持形成规模,风起云涌,而且流光远播,那就是王重阳开创的丹道北派。他们师徒(北七真)以身示范,建立宫观,将历代偷偷摸摸的单传直指,跃升为公开传授,为传统仙家丹道养生学的发扬光大建立了丰功伟绩。

王重阳"累世为地方大族"。金正隆四年(1159)四十八岁时,于甘河遇异人获内炼真诀,修持悟道。他的《悟道诗》云:"四旬八上始遭逢,口诀传来便有功。"据说"异人"乃吕祖。

王重阳得诀之后,构筑了一座"活死人墓"进行潜心修持,于大定三年(1167)秋天,功成胎圆,并于大定八年(1168)首度马丹阳、孙不二夫妇。不久在弟子们的帮助下,正式建立起了全真教团及教会,"自是远近风动,与会者千余人"。

大定十年(1170)正月初四,王重阳临终时召集弟子们说:"丹阳已得道,长真已知道,吾无虑矣。处机所学,一听丹阳、处玄、长真当管领之。

又顾处机曰："此子异日地位非常，必大开教门者也。"时年五十八岁。

"全真"一词，《庄子·盗跖》中曰："子之道狂狂汲汲，诈巧虚伪事也，非可以全真也。"《文选》："志在守朴，养素全真。"《旧唐书》："……全真守一，是谓玄门。"把"全真"作为一个道派名称，则始自王重阳。他在马丹阳家题其庵曰"全真"，后人遂以之名王重阳所创立的教派。

王重阳写了《重阳立教十五论》，大致叙述了全真道的修持理法。第一论，住庵。修道者必须住庵，才能安心修道。

第二论，云游。必须是真云游，访师问道，不倦不厌；参寻性命，求问玄机。了生死之大事，作全真之丈夫。

第三论，学书。读书求学，在于合心得趣，使之心光洋溢。

第四论，合药。采摄山川秀气，草木精华，为我所用。

第五论，盖造。"有志之人早当觅身中宝殿。"

第六论，道伴。道人合伴，互证功课。择"明心、有慧、有志"者合伴之。

第七论，打坐。"真坐者，须要十二时辰，行住坐卧，一切动静中间，心如泰山不动不摇，把断四门眼耳口鼻，不令外景入内。但有丝毫动静思念，即不名静坐。"

第八论，降心。剪除乱心，降服邪念，使心湛然不动。

第九论，炼性。炼性如同调弦，"紧则有断，慢则不应，紧慢得中，琴可调矣"。

第十论，匹配五气。匹配五脏真气："五气聚于中宫，三元攒于顶上，青龙喷赤雾，白虎吐乌烟，万神罗列，百脉流冲，丹砂晃朗……"

第十一论，混性命。性命是修行之根本。"性若见命，如禽得风，飘飘轻举，省力易成……"

第十二论，圣道。苦志多年，入圣之后，"身居一室之中，性满乾坤普天","形且寄于尘中，心已明于物外"。

第十三论，超三界。"心忘虑念，即超欲界；心忘诸境，即超色界；不著空见，即超无色界。离此三界，神居仙圣之乡，性在玉清之境矣。"

第十四论，养生之法。这里的"养生"，乃是指"涵养真性，护持法身"。

第十五论，离凡世。指心性解脱，虽"身在凡尘，心在圣境"。

王重阳不赞成老子长生久视之道的说法，他认为只要"身在凡尘，心在圣境"即行了，"欲永不死而离凡世者，大愚不达道理也"，颇有佛教徒卑视"臭皮囊"之意味。这样的指导思想，恐怕是导致"北七真"们世寿普遍不长的原因之一，尽管他们的修持境界都非常之高。

真人丘处机

先性后命的北派丹法，在北七真中丘处机的贡献最大，他的弟子赵道坚所创立的龙门派至今不衰。

丘处机在对修性之后如何了命的理与法，做了重大的发挥。他结合自己的实践，写了《大丹直指》，一扫繁芜，直指性命与精气神上药三品，以及修持过程中的关窍与关键之处，及其具体历程。

丘处机的大丹修持模式，共有八个程序：

（1）五行颠倒，龙虎交媾。大丹药物为心液、肾气。心属火，中藏正阴之精（汞精）；肾属水，中藏元阳真气（元炁）。下手功夫令心液、肾气交媾于中宫，即名龙虎交媾。经不断的交合，"得一物状如黍米，还于黄庭之中，自可益寿延年。若用火候炼之，百日数足，自然凝结，形如弹丸，色如朱橘，号曰内丹"。

（2）五行颠倒，周天火候。亦即督升任降、运转河车的小周天功法。

（3）三田反复，肘后飞金精。三田，即三个丹田。金精，指肺肾精华之气。文中引施肩吾的话："子时以肺之精华之气，并在肾中，号曰金精。金精者，水火未分肺肾之气合而为一。……年少行之不老，老者行之还童。"

（4）三田反复，金液还丹。丘处机认为，还丹分为两种，小周天运炼所生之物叫小还丹。大周天运炼所生之物叫大还丹："上田入中田，中田入下田，三田反复，而曰大还丹也。"

（5）五炁朝元，太阳炼形。金液还丹修成，纯阳之炁滋生，运之分布四肢，炼养五脏，名为太阳炼形，可达"形神俱妙，与天齐年"。

（6）神炁交合，三田既济。金液还丹之后，神水满口，暗引丹田真炁上升，"上水下火，相见于重楼之下，号曰既济"。其口诀："顶上神水入中原，丹里真阳返上田，水火合来为既济，庭中升入大罗天。"

（7）五炁朝元，炼炁入顶。人体内脏分为心肾肝肺脾，脏之色为红黑青白蓝。每旬十日，以丹中纯阳之炁，应时而炼五脏，待五色气现，一同升入上丹田中。

（8）内观起火，炼神合道。神识内守，默默静观……自有阳神出现。

上阳子陈致虚

"大道唯有金丹门，金丹亦无第二诀。"这是元代上阳子陈致虚的名言。他精通南北二宗及南宗阴阳双修丹法，是融和南北二宗为一体的重要人物，弟子众多。他说："金丹之道，（自东华帝君以来）三十四传而得琼玉翁（白玉蟾），又三传至于予"，为天仙法脉金丹大道的第三十七代正宗传人。

陈致虚强调，大道宏伟精博，生而知之者甚少。尤其天仙法脉的金丹大道必待圣师面传，从来没有无师自通、自悟的先例。"黄帝师广成子，老子师商客，孔子师老子，释迦师瞿昙，圣人皆拜真师。后世凡流，却要自悟，何其狂妄。"

陈致虚把道分为立谈之道（纲常、外丹）与"心授"（性命）之道，即天仙法脉的金丹大道。他把修持此道的有关问题归结为七个方面：运火行符；朔望弦晦；防危护失；卯酉刑德；沐浴心虑；生杀爻铢；脱胎换鼎。

运火行符。"夫运火者，始自复卦子符（阴跷），起手急进阳火，谓之下手，用功而进火，谓之野战（采取）。盖野战则龙虎交合，是用'三分武火前行短'之谓也。行符者，午后（上田）姤卦用事，则退阴符，包固阳火于内，故行符谓之罢工守城（烹炼）。夫守城者，以其鄞鄂（轮廓、城墙）已立，唯温养沐浴，防微杜渐，是用'七分文火后行长'之谓也。"

朔望弦晦。陈致虚用朔、望、弦、晦四种月象的变化和早晚出现的方位，来描述小周天运炼的火候。同时他告诫："朔望弦晦，皆取证于身，不可泥文而着相也。"

防危护失。陈致虚说，初采药时，闭塞三关，此其一也。当"采取之时，若或阴阳错乱，日月乖戾，外火虽动而不行内符，闭息不应而枉费神功，此其二也。若也火候过差，水铢不定，源流浑浊，药物不真，空自劳神，有损无益，此其三也。既得黍珠入鼎，须要温养保扶，心君苟或未善，即恐火化丹失，此其四也。至有学者备历艰难，屡经危险，心胆惊怖，平时在怀，得丹入鼎切宜驱除，务令尽净，勿使牵挂旧虑，以乱心君，是谓涤虑洗心，是谓沐浴；偶或留恋，则恐汞铅飞走，此其五也。及至十月胎完，脱壳换鼎，不能保固阳神，轻纵出去，则一出而迷途，遂失舍而无归，此其六也。又有丹成之后，且要识真辨伪，若功行未满，眼前忽见灵异多端，奇特百出，以至生生之事，如有神见，皆能明知，若此等见，是为魔障已至，并非真实，不可认为已灵丹圣，兹乃邪伪妖幻，见吾道成，乃欲引入邪宗，以乱吾真。于斯时也，且须坚固智慧，保养全真，此其七也。"

卯酉刑德。卯酉，为一个周期阴阳平分之位，亦即沐浴之候。刑德，"阳为德，德则出，万物生；阴为刑，刑则出，万物死"，刑德即卯酉。"大修行人，须辨时中卯酉，要知一时六候。盖采药取坎，一时六候，唯用二候。"

沐浴心虑。陈致虚说："沐浴者，适当阴阳相半，铅汞气停，阴阳二气自然交合，于此时也，不必进火，亦不行符，恐反伤丹。唯宜洗心涤虑，以保养之，故谓之沐浴也。"

脱胎换鼎。此述丹成珠就、功成名遂之时："前胎完成，已成真人。则移居上田，即重整乾坤，再造阴阳，子又生孙，千百万亿，神与道合，永劫不坏。"

陈致虚本人虽以北宗传人自居，但其丹法思想却以南宗之学为主。对具体修持过程的论述和要诀，大多引用张伯端和白玉蟾的著作。此外，他对金丹、药物、鼎器、采取、真土、火候、神化等内炼要妙，论述精确、详尽，从而丰富了仙道养生学的内容。

他在《金丹妙用章》中说，所谓金丹之金，并非世下金宝之金，此金乃先天祖炁（水中金）却生于后天。大修行人于后天已有形质之中，而求先天祖气（炁），以此炁炼成纯阳，故名曰丹。"夫纯阳者乾也，纯阴者坤也，阴中阳者坎也，阳中阴者离也。喻人之身亦如离卦，却向坎中取出阳爻，而实离中之阴，则成乾卦，故曰纯阳。以其坎中心爻属金，故曰金丹。"

关于内药与外药，《药物妙用章》中陈致虚指出，外药系肾中真一之精气，采之即得外药。内药为心中真一之木液，当内炼之际，钩得心中真液，即得内药："大凡学道，必先从外药起（南宗），然后及内药。高上之士（天真未亏、根器深厚）夙植德本，生而知之，故不炼外药，便修内药也。……外药者色身（命、炁）上事，内药者法身（性、神）上事，外药是地仙之道，内药是天仙之道，外药了命，内药了性。夫唯道属阴阳，所以药有内外。"

《神化妙用章》中陈致虚说："大修行人既得刀圭（灵药）入口，运已玉芝以养之。凡运火之际，忽觉夹脊真气上冲泥丸，沥沥然有声，从头似有物触上脑，须臾如雀卵颗颗，自腭下重楼，如冰酥香甜，甘美之味无比（真过关服食矣）。觉有此状，乃验得金液还丹，徐徐咽归丹田。自此以后，常常不绝，闭目内视脏腑，历历如烛照，渐次有金光照体也。"如此生动的描述，非过来的真人不行。

邋遢道人张三丰

历史上能使几代皇帝为之神魂颠倒的天仙法脉丹道大师，可谓只有张三丰一人。他的事迹收入了国家档案《张三丰传》：

> 颀而伟，龟形鹤骨，大耳圆目，须髯如戟，寒暑为一衲一蓑。所啖升斗辄尽，或数日一食，或数月不食。书过目不忘。游处无恒，或云能一日千里。善嬉谐，旁若无人。

张三丰具体修持的理与法，主要见于他的著作如：《大道论》《玄机直讲》《玄要篇》《道言浅近说》《百字碑注》《无根树丹词》等，"吐老、庄之秘密，续钟、吕之心传"。

张三丰的确说过，由于学者资质不同，可分为清修与双修。但他所说的"栽接法"双修，不可以理解为陆西星的"彼家丹法"；正相反，他还严厉地批判过想入非非的男女双修法门。

魏伯阳真人的《周易参同契》中那句："同类易施工，非种难为巧"，几乎就成了男女双修法门"彼家丹法"宗奉者们的理论依据。

何谓同类？男与女当然是同类，不过那是生儿育女的"后天同类"；金丹大道需要的可是"先天同类"——真阴（离卦阳中之阴）真阳（坎卦阴中之阳）。这就是张三丰给我们指出的金丹大道修持中的先天同类，所以他批判男女阴阳双修的谬论说:"有一等小根盲人,见先圣言外阴阳、外炉鼎、外药物,执迷女子为鼎器,则又可哀已也。……用女鼎一节事,万无此理。"

"性者内也,命者外也,以内接外,合而为一,则大道成也。"这就是三丰真人以性接命的内栽接法。外栽接法即是怀抱《阴符经》,到宇宙中当"强盗"去,盗取天地、日月之精华而为我所用。

"除此玉液金液、性命双修、清静自然之道,余皆旁门小法。"

关于容易引起歧见的"彼家"二字,张三丰更明确指出:"我身彼家,海底命主。"

古仙云:"要贪天上宝(性体),须用世间财(精气)。"张三丰说:"夫天上宝,非指青天之上而言也,乃吾身上九阳鼎(上丹田)之宝也,故轩辕铸九鼎而飞升。……夫天上地下,乾坤坎离,男女内外炉鼎,喻吾一身内外阴阳而言,并无男女等相。……岂有学仙之人,采女人之精而利己之身哉!比之世之杀人者,有何异焉?又先圣言彼家男女,两家两国,及内外炉鼎等说,若人不得正传,其不错认者几希也。"

担心学人还不明白,他更进一步说明:"夫上一窍乃纯阳之体,内含一点真阴之精(离中之虚),是我身彼家(坤位)之物,属外在内,即两肾中间一点明,发之于外,故喻他(彼、坎中之满)也;下一窍乃纯阴之体,内藏着一点真阳之炁,是吾身我家(乾位)之物,属内,即乾宫泄入坤位之物(成坎中之满),故喻我也。上窍内是女体,外是男子(离卦内阴外阳);下窍内是男体,外是女身(坎卦内阳外阴):故仙翁多以男女、彼我喻也。然中间一窍为中宫,黄婆(真意)媒舍(道场),若会此处颠倒配合,方可成圣。"

"性即理,命即情,氤氲妙用一时成。迷时取之头头错,悟后拈来处处神。"三丰真人名诗,宜深体味之。

张三丰真人《自题无根树词》曰:"道法流传有正邪,入邪背正遍天涯(不明正道盲修者众)。飞腾罕见穿云凤,陷溺多成落井蛙。难与辨,乱纷哗,都将赤土作丹砂。要知端的通玄路,细玩无根树下花。"基于张三丰上述金丹大道理念,对于此个重要著作,切不可以"彼家阴阳丹法"解之,当心成为落井之蛙。

至于"栽接法门",有"以性接命""以离交坎""以神驭气"的内栽接法——小栽接法,和《阴符经》指出的"天地、万物,人之盗"的外栽接法——大栽接法两种。

张三丰的清修理法散见于《玄机直讲》《玄要篇》《道言浅近说》《百字碑注》等文献中,详尽而具体,步步升阶,学者依序修持,撇开旁门左道,定能直攀蓬莱山巅。

张三丰内炼的下手口诀:"以眼观鼻,以鼻视脐,上下相顾,心息相依,着意玄关(下丹田),便可降服思虑。"下手功夫则系"凝神调息,调息凝神"之八字原则,"分一片做去,分层次而不断乃可"。又曰:"心止于脐下曰凝神(修性),气归于脐下曰调息(炼命)。神息相依,守其清净自然曰勿忘,顺其清净自然曰无助。勿忘无助,以默以柔,息活泼而心自在。"

在神凝丹田,降服思虑时,着意调息:"调息不难,心神一静,随息自然,我只守其自然,加以神光下照,即调息也。调息者,调度阴跷之息,与吾心中之气相合于气穴中也(坎离相交)。

"斯时也,于此念中,活活泼泼;于彼气中,悠悠扬扬。……渐渐两肾火蒸,丹田气暖。息不用调而自调,气不用炼而自炼。……不出不入,无来无去,是为胎息、是为神息……

"气到此时,如花方蕊、如胎方苞,自然真气熏蒸营卫,由尾闾穿夹脊,升上泥丸,下鹊桥,过重楼、至绛宫而落于丹田,是为河车初动(炁通)。

"但炁至而神未全,非真动也,不可理他,我只微微凝照,守于中宫,自有无尽生机,所谓养鄞鄂(轮廓、筑墙)者也。

"……我神益静,静久则炁益生,此为神生炁、炁生神之功也。或百日或百余日，精神益长，真炁渐充，温温火候，血水有余，自然坎离交媾，乾坤会和，神融炁畅。一霎时间，真炁混合，自有一阵回风，上冲百脉，是为河车真动（小周天）。

"中间若有一点灵光，觉在丹田，是为水底玄珠、土内黄芽。尔时一阳来复，恍如红日初升，照于沧海之内……

"至若水火相交，二候采取，河车逆转，四候得药，神居于中，丹光不离，谓之大周天、谓之行九转还也。

"此时一点至阳之精，凝结于中，隐藏于欲尽情寂之时，而有象有形。到此地位，息住于胎，内外温养，顷刻无差，又谓之十月功夫也（温养道胎）。"

张三丰相承陈致虚的丹法，尤精于陈抟的睡功，并以其正宗传人自居。他的《蛰龙吟》描述了陈抟睡功的妙趣："睡神仙，睡神仙，石根高卧忘其年，三光沉沦性自圆。气气归玄窍，息息任天然，没散乱，须安恬，温养得汞性儿圆，等待他铅花儿现。无走失，有防闲，真火候，运中间，行七返，不艰难，炼九还，何嗟叹。静观龙虎战场战，暗把阴阳颠倒颠。人言我是蒙眬汉，我却眠兮眠未眠。……天将此法传图南（陈抟），图南一派俦能继？邋遢道人张丰仙。"功夫进到甚深层次，都会进入睡炼功态。

张三丰另一了不起的成就，就是发扬了流光万代的太极拳。

"功属柔而拳属刚，拳属动而功属静。刚柔相济，动静相因，始成太极之象。"这是张三丰真人对太极拳下的定义。

太极拳的精髓是要"内炼紫金丹"，丹炁充盛时"专炁致柔能婴儿"，如此则挥掌、转腰、摆腿，拳随炁运，流注百骸而脱胎换骨，集中一处则无坚不摧。静不碍动，动中有静，动静一如，妙不可言，如人饮水，冷暖自知。

据考证，太极、太极功夫、太极拳，从梁、随、唐以来就陆续出现了。自张三丰提倡"内炼紫金丹，外炼筋骨皮"，并对其定义以后，太极拳便发扬光大起来。

孙禄堂引述一位老前辈的话说：不应当以武当、少林来分外家、内家；凡是不炼内气者，都是外家；凡是炼足内气者，都是内家。

张三丰的太极拳如今已流布四海，光耀全球！吴志青先生的《太极正宗》一书指出："考各家太极拳之源流，均称系丹士张三丰所传授。"现在广为流传的有陈式太极拳，杨式太极拳，吴式太极拳，武式太极拳，孙式太极拳，赵堡太极拳等。

"内炼紫金丹，外炼筋骨皮。"外炼筋骨皮非太极拳莫属。

从丹道内炁的运转规律来看，丹道修炼者习练赵堡太极拳较为合宜。随我习炼内丹术的一位经验丰富的太极拳教师，精通各家太极拳，她感到赵堡太极拳的内气运转，遵从太极曲线的圆运规律，有促助内炁不断向内收敛之功，能助炁聚丹凝，身心合一。

伍冲虚真人、柳华阳禅师的《伍柳仙宗》——《伍柳天仙法脉》

中国的古代科学技术史由外国学者——英国学者李约瑟博士来完成，真是趣事。而且他的见解，包括对中国传统养生学尤其是丹道养生学，亦具真知灼见。他的《中国古代科技史》写道："中国内丹养生学只有到了伍冲虚、柳华阳，才算真正的成熟与完善。"

伍冲虚、柳华阳都是真正成就了的真人——散则成炁，聚则成形，生死自在，隐显随心。这在他们的著作中已经阐明："一轮金光，本是我所有之灵物，取而归之，为化形之妙药。（自注：且出定之初，万物不可著，只候自身中一轮金光现于空中，将法身近于光前，以法聚光，取于法身内；遂即法身入于凡身。久久乳汁，则凡身立可化为炁矣。恐不得此金光者，则凡身不能化为炁，故有留身之说者，谓此也。又在德行之故耳。此即万古不泄之天机，今则泄矣。)"

过去在《气功》杂志上，曾有人著文质疑伍冲虚、柳华阳二人的师徒关系，因为两人相距了一百多年。从常识来看似乎不可思议，以仙道来讲当然不足为奇。至于柳华阳禅师（生于清乾隆初）于20世纪七八十年代，"聚则成形"来度化《伍柳天仙法脉》一书的恭参校订者静虚子先生，已是二百多年以后之事了。得到真传，获得真诀，并进行了真修，一真一切真，则必获真果。伍、柳二真人既为我们作了师范，同时也证明了天仙法脉的金丹大道修至究竟境界，就能够自主性命：散则成炁，聚则成形，隐显自在，来去自由；古代诸圣的"心声"信不诬也。

吕祖诗曰："莫言大道人难得，自是功夫不到头。"功夫到头，超凡入圣，散则成炁，聚则成形。

伍冲虚真人在他的《仙佛合宗语录·自序》中，明确指出："仙宗果位（最终证果）了证长生（证得长生久视）。佛宗果位，了证无生（证得不生不灭）。然而，了证无生，必以了证长生为实诣；了证长生，尤必以了证无生为始终，所谓性命双修者也。今我述斯录，阐发仙宗，而以佛宗为印证，故名合宗。无非使天下后世同志圣真，知性命双修为要也！"

柳华阳禅师也说："修成性命，即道是佛也……即僧是仙也。"

正是：佛道本无二，只为世见差！

对于修持金丹大道的"三成全法"，两位真人忠实地予以全盘继承，未作任何增删，而且坚决反对形形色色的"修正主义"，严厉批评所谓男女双修彼家丹法之类的旁门左道，包括《性命圭旨》那种只知修性、不知修命的偏修法门。两位真人只是把修持"三成全法"全过程中，将会经历的阶段、关窍、问题……一一地进行了深刻的剖析，清除了一个个拦路之虎，架起了一部通天之梯，"使天下后世同志圣真"沿此梯攀登直上，直臻圣境。参见伍冲虚真人所言：我积四十年辛苦修证，写成此著，后圣不须三日，即可了知。华阳禅师也说，他励志江湖三十余年始得全诀，如今和盘托出，后来同志依序而修，可以直攀峰顶。

古今丹经，汗牛充栋。广成子发了一大篇宏论，引人入胜。黄帝写出了一部《阴符经》，号召到宇宙中当"强盗"去。老子画了一幅漫画，点明了修持原理。魏伯阳建立了一座丹道大观园，美得像迷魂阵。钟祖、吕仙制定出了"三成全法"，架起了颠扑不破的登天灵梯。张伯端吟咏出动人的悟真篇，先命后性。王重阳建立起了强大的社团，从此孤树成林。张三丰说在内炼紫金丹时，还要外练太极拳，如此才能长生久视，自主性命。至于修持金丹大道的前提、步骤、细则、关窍……以及各个阶段的法、诀、景、旨等具体问题，只有到了伍冲虚真人、柳华阳禅师时代，才全面地得到解答。

伍冲虚真人《天仙正理直论》的直论九章，首先开宗明义便说："仙家修道为仙，初证则长生不死，极证则统理乾坤。"对性命双修的金丹大道来说，修至长生不死是最起码的要求。

《直论》第一章直论了先天后天二炁。"先天是元炁，后天是呼吸之气，亦谓之母气与子气也。超劫之本乃元炁，不能自超，必用呼吸（气）以成其能。故曰有元炁不得呼吸（气），无以采取烹炼而为本；有呼吸（气）不得元炁，无以成实地长生、转神入定之功；必兼二炁，方是长生超劫运之本也。"又言："所以吕祖得（崔希范真人）先天炁、后天气之旨，而成天仙也。"

第二章直论药物。"天仙大道喻金丹，金丹根本喻药物。果以何物喻药也？太上云：'恍恍惚惚，其中有物。'即吾身中一点真阳之精炁，号曰'先天祖炁'者是也。""此炁在人未有此身，即此炁以生其身；既有此身，则乘此炁运行以自生。故曰：修士亦唯聚炼此炁，而求长生也。""如遇至静至虚，不属思索，不属见闻觉知，而真阳之炁自动，非觉而动，实动而觉……即是先天宜用之药物。"

第三章直论鼎器。"修仙与炼金丹之理同。""圣圣真真，无不借金丹以喻，明夫仙道。仙道以神炁二者而归复于丹田之中以成真；金丹以铅汞二者而烹炼于炉鼎之内以成宝；故神炁有铅汞之喻，而丹田有鼎器之喻也。是鼎器也，古圣真本为炼精、炼炁、炼神所归依本根之地而言也。""亦有内鼎、外鼎之称者。言外鼎者，指丹田之形言也；言内鼎者，指丹田中之炁言也。"

第四章火候经。"天仙是本性元神，不得金丹（之炁），不能复至性地而为证；金丹是真阳元炁，不得火候，不能采取烹炼而为丹，故曰：全凭火候成功。……我故曰：火候谁云不可传？随机默运入玄玄。达观往昔千千圣，呼吸分明了却仙。"

火候就是把握呼吸。伍真人又引陈虚白语曰："火候口诀之要，当于真息中求之。"此又说出火候只是真息。真息者，乃真人之呼吸（内呼吸），而非口鼻之（外）呼吸。文中大量引用了古真论火候、呼吸之语。

第五章直论炼己。"诸圣真皆言，最要先炼己。""己者，即我静中之真性，动者之真意，为元神之别名也。然必须先炼己者，以吾心之真性，本以主宰乎精炁者。宰之顺以生人，由此性；宰之逆以成圣，亦由此性。若不先为勤炼，熟境（情欲之念）难忘，焉能超脱习染，而复炁胎神哉！"

第六章直论筑基。"修仙而始曰筑基。筑者，渐渐积累增益之谓。基者，修炼阳神之本根，安神定息之处所也。"古人皆言"以精炼精、以炁炼炁、以神炼神"者，正欲为此用也。"是以必用精炁神三宝合炼，精补其精，炁补其炁，神补其神，筑而成基。唯能合一，则成基；不能合一，则精炁神不能长旺，而基即不可成。及基筑成，精则固矣，炁则还矣，永为坚固不坏之基，而长生不死。"

第七章直论炼药。"仙道以精炁神三元为正药。以炼三合一，喻名炼药。"学者必须识产药之征候，辨药之老嫩，而采取烹炼。

第八章直论伏气。"人之生死大关，只一气也。圣凡之分，只一伏气也。

而是伏义，乃为藏伏亦为降服。唯能伏气，则精可返，而复还为先天之炁；神可凝，而复还为先天之神。……始终向上之功，只为伏此一口气耳！"故古人云："长生须伏气。"

第九章直论胎息。"古《胎息经》云：'胎从伏气中结，炁从有胎中息。'斯言为过去未来诸神仙天仙之要法也。（自注：男子身中本无胎，而欲结一胎，必要有因，则因伏气于丹田炁穴中而结胎；是'胎从伏气中结'也。元炁静而必动，欲得元炁不动，必要有藏伏。因有胎即藏伏之所，乃息而不动；是'炁从有胎中息'也。胎因愈伏气而愈长，气因愈长胎而愈伏，共修成一个圆满胎神"）。

伍冲虚真人的《仙佛合宗语录》，系解答弟子们的疑问综合而成，非常具体而明了。

柳华阳禅师《慧命经》自序："华阳，洪都之乡人也。幼而好佛，因入梵宇有悟，常怀方外想，见僧辄喜。一旦闻长者曰：昔五祖三更时，私授六祖道。侧听欢然，憬如梦觉。始知修炼家必赖师传，乃寻求不已。足迹遍荆楚间，迄无所遇。后乃投皖水之双莲寺落发。愈加咨访，凡三教之师，靡不参究，竟无悉慧命之旨者。因自叹曰：人生难得，遂此虚度乎？忽发一念，于每夕二鼓，五体投地，盟誓，虔扣上苍，务求必得。阅及半载，幸遇合洪、冲虚师，传余密旨。豁然通悟。乃知慧命之道，即我所本有之灵物。嗣至匡庐，又遇壶云老师，窃聆论绪，知为非常人。勤恳听受，继以哀吁；师乃大发鸿慈，开悟微密。中边奥窍，罔不周彻！及余临行，师嘱曰：佛教双修，今已断灭，子当续其命脉，以度有缘。余隐迹江左，于二三道侣梵修切究。因碧蟾、了然、琼玉、真元，苦修已成舍利，默契师传，故篹集是书，命曰《慧命经》。画图立相，开古佛之秘密，泄师祖之元机，洵接引后学之梯筏也。"

华阳禅师曰："寻法觅师问正传，不得真诀难为仙。"为此，"于每夕二鼓，五体投地，盟誓，虔扣上苍，务求必得。阅及半载，幸遇合洪、冲虚师，传余密旨。豁然通悟。"

伍冲虚真人的传法衣钵弟子为吉王朱太和，他是崇祯的表兄弟，也可以继承王位，但他对此没有兴趣，而是一心一意跟随伍真人修道。明亡后，清庭追查甚紧，便与伍真人一起大隐而去。华阳禅师的虔诚感动了伍真人，遂现身而度之，已是一百三十多年之后的事了。

华阳禅师除了得到伍真人的金丹大道正传外，后来又得到佛家壶云居士之达摩东传的释迦"教外别传"真旨，"及余临行，师嘱曰：佛教双修，今已断灭，子当续其命脉，以度有缘"。

"教外别传"已系成语，其"真义"若何？在佛教界至少有五六种以上的说法，几乎都是在文字相上做文章。这正如已经悟觉的一位禅师所言："知者就不言，言者皆无知。"

所谓"教外别传"不是别的，就是佛家性命双修之"修命"功夫。谁得之，谁就能够长驻世间。所以，得到正传的迦叶尊者，成了佛家禅宗初祖，现在仍住定于（深入大定）云南鸡足山中，等待弥勒佛的到来。

西天禅宗第二十八祖、中国禅宗初祖菩提达摩，来到中国除了传授修心大法的"一观三论"之外，同时也择人而教，传授了佛宗性命双修的教外别传之正法眼藏于二祖。与道家仙宗长生久视之道的理法相较，两者并无二致。

道家仙宗入手修持，名曰"活子时至，阳生采药"；佛宗命功修持的下手功夫，则叫"情来精至，因地种花"——殊途同归。

我们且看三祖传四祖："华种（玄关开、精花露）虽因地（福田、炁穴），从地种华（精花）生。若无人下种（未点开玄关而炁不萌发），华地尽无生（精花无从生）。"五祖传六祖："有情（炁足、精旺、情兴）来下种，因地（福田、炁穴）果还生。无情即无种（精不旺，情不兴），无性（淫性即佛性)亦无生。"六祖干脆明确指出："淫性即佛性。"龙牙禅师则说得较为明白："人情浓厚道情微（妙），道用人情世岂知（少有人知）。空有人情无道用（不以情归性），人情能得几多时？"也就是"情来精至"之时，即以性摄情、以情归性而性情双融，最终达到性命双修而舍利圆满。

华阳禅师曰：天地之间，富贵以及妻子是有定分。若大道则不然，可以苦志而得；古云："有志者事竟成。"古来多少不该成道者，而竟成之，非生来有分也。

"智者得师而明，愚者被师而误。"华阳禅师告诫我们不要随便拜师，一定要拜明师，以免被盲师、歪师而误。

华阳禅师论述产药法象："俄顷痒生毫窍，肢体如绵，心觉恍惚。"

华阳禅师说："仙道元精喻药物，药物喻金丹，金丹喻大道……且此炁（元精）从禀受隐藏于炁穴，及其壮年炁动，欲有拱关变化之机者，即取此变化之机，回光返照，凝神入炁穴，则炁亦随神还矣；故谓之勒阳关，调外药。及至调到药产神知，斯谓之小药，又谓之真种子。

"古人但言调药，而不言调法（绵绵不断；息息归根），不言调所（炁之融动处），又不言调时（外物动之时），一调药之虚名，在于耳目之外。

"自始还虚（假造先天无极态）而待元精生（一阳初生——无极而太极），以神火（呼吸、神意）而化（化为元炁），以息风而吹（以呼吸气留恋元炁），以静而浑（在静虚胎息中神、炁、气三元浑一而伏藏），以动而应（药产神知勒阳关），以虚而养（性光觉照），则调药之法得也。"（药盛而后起小周天火）

华阳禅师在《金仙证论》中，对小周天工程进行了反复论述。他说："不行周天之火，则炁不聚，丹不结。""倘不明其火候之精微，虽有药而药亦不能成丹。""精生有调药之候；药产有采取之候；归炉有封固之候；起火有运行之候；沐浴有停息之候；火足有止火之候；此乃小周天之密机。"禅师在文中皆详加剖析。

"于（小周天）十二规（子丑寅卯……十二时），全仗呼吸催运，以吸数（默数呼吸次数）定其法则；自采以至于归根，不可须臾离也！离则断而不续，不成舍利矣！凡转法轮之际，意（真意）主丹田而为轮心，神运炁而为轮爪，呼吸催逼而为轮毂，亦出乎自然而然之消息。有何难哉？不起于他见者（神不外驰），转法轮之际，外除耳目，内绝思虑，一点真神，领炁循环。稍有他念，炁则散于别络，空转无益。且数（数数）者，每步（时）四摐（四个呼吸），升为阳，阳为乾，乾用九（默数数一至九），四九三十六（四个呼吸 × 九个数数 == 三十六爻），乾策总六爻之四摐，二百一十有六（六个阳时 × 三十六爻 == 二百一十六爻）。降为阴，阴为坤，坤用六（默数数一至六），四六二十四（四个呼吸 × 六个数数 == 二十四爻），坤策总六爻之四摐，一百四十有四（六个阴时 × 二十四爻 == 一百四十四爻）。合成三百六十数（二百一十有六 ＋ 一百四十有四 == 三百六十爻），成其法轮一转之途步（程限规则）。限度不差丝毫之规，则妙也哉！至也哉！是道也，苟不用此，万无所成！此法自汉（许旌阳老祖）至今，秘而不宣，佛佛秘受，祖祖口传。余备全而泄尽。愿有志者，早成大道，夫三百六十数者，实非三百六十数，乃譬喻耳。"

周天妙用，积累动炁，时来时补，补完真炁若不炼周天，则本根之炁不得满足（坎中不满，不能抽坎填离而乾坤交媾），而亦不能成大药。

丹道修持的有为法，到小周天为止。以后多系无为法，咸赖悟性——高功贵悟。

华阳禅师和盘托出了亲身的体验："且药产之效验，非暂时可得。至真之道，在乎逐日凝神返照炁穴之功纯熟，而后有来之机焉。夫或一月元关（玄关）显露，或数月丹田无音，迟早各殊，而贵乎微阳勤生；不失调药之工夫，则药产自有验矣。且炁满药灵，一静则天机发动：自然而然，周身融合，酥绵快乐，从十指渐渐至于身体；吾身自然耸直，如岩石之峙高山；吾心自然虚静，如秋月之澄碧水；痒生毫窍，身心快乐；阳物勃然而举，丹田暖融融。忽然一吼，神炁如磁石之相禽，意息如蛰虫之相会，其中景象，难以形容。歌曰：奇哉！怪哉！元关顿变了，似妇人受胎。呼吸偶然断，身心乐容腮。神炁真浑合，万窍千脉开。盖此时不觉入于杳冥，浑浑沦沦，天地人我，莫知所之，而又非无为。杳冥之中，神自不肯舍其炁，炁自不肯离其神，自然而然纽结一团。其中造化，似施似禽，而实未见其施禽；似走似泄，而实未至于走泄；融融洽洽，其妙不可胜比。所谓一阳初动，有无穷之消息。少焉，恍恍惚惚，心已复灵，呼吸复起，元窍之炁，自下往后而行；肾管之根，毛际之间，痒生快乐，实不能禁止；所谓"炁满任督自开"，又云"运行自有径路"，此之谓也。迅时速采、烹炼、烹炼复静。动而复炼，循环不已；少年不消月余，中年不过百日，结成金丹，岂不乐哉！

黄元吉真人

黄元吉真人，大约为清道光、咸丰时人，光绪年间曾在四川富顺乐育堂讲授金丹大道近二十年之久，从学者不下数千人之多。但他颇为慨叹地说：可堪传授者，仅数人而已；真是人才难得啊！

这也证明古圣之言不虚：弟子寻师易，师寻弟子难——能够把金丹大道忠实地传承下去者更难寻。

黄元吉真人也同伍、柳二真人一样，忠实地继承了天仙法脉钟、吕二祖的三成全法，可谓一脉相续，还多处引用了伍、柳二真人的著作。他的《道德经讲义》《乐育堂语录》《道门语要》，对金丹大道修持过程中的下手功夫、玄关玄牝、先天一炁、孕药调药……以己亲证之果，论述得十分透彻。修习者如能反复研读《伍柳天仙法脉》和《道德经讲义》等并实践之，金丹大道的精髓便了然于胸了。如此则再去研读其他丹经经典，当势如破竹，不再为注解所惑。

《道德经讲义》为黄真人亲自执笔所写，宜着重研读。其他经典则为弟子们听课的记录而集成。

黄真人自序："三教之道，圣道而已。儒曰至诚，释曰真空，道曰金丹，要皆太虚一炁贯乎天地人物之中。唯圣人独探其原、造其极，与天之虚圆无二，是以成为圣人……"这篇自序写于光绪十年（1884），即此书刊印之年。

萧天石在整理黄元吉真人的文稿时，写的例言中说："丹家经籍，愈古愈玄。上古丹经十隐八九，中古丹经十隐其半，迄乎近世十隐其二三。黄元吉先生这本书（《道德经讲义》）成于前清道咸之交，故能畅述玄秘，大露宗风，举往圣之所不泄者而泄之，尽往圣之所不传者而传之。"

黄元吉真人也是特别强调，性命一定要"双修"，不能偏修：

但若离宫修定（神），不向水府求玄（炁），则离宫阴神犹是无而不有，虚而不实，纵静中寻静，深入杳冥之境，只得一个恍惚阴神样子，终不能聚则成形、散则成炁、欲有则有、欲无则无、实实在在有个真迹，故曰："修性不修命，万劫阴灵难入圣。"

又有只知炼命者，但固守下田，保养元精，前此未闻尽性之工，后此但求伏气之术，唯炼离宫阴精使之化炁，复守脐间动气使之不漏，不知移炉换鼎向上做炼炁化神功夫，虽丹田炁满，可为长生不老人仙，然炁未归神，神未伏气，有时念虑一起，神行气动，仍不免动淫生欲，故曰："修命不修性，犹如鉴容无宝镜。"

必也性命双修，务令一身内外无处不是元精（动炁），无处不是元炁。到得精以化炁，无复有生精之时，然后精窍可闭。于此急行圣师口诀，用上乘法，行五龙捧圣之功，自虚危穴起，上至泥丸，降下丹田，所谓"四象攒来会中宫，何愁金丹不自结"者，此也。

至于下手功夫，黄真人曰："下手工夫在玄关一窍……余无可进步也。……天地忽辟之际，静极而动，一觉而醒，则人侦气（炁）于动，为炼丹之始基。第此倏忽之间，非有智珠慧剑，不能得也。要之，念头（真念）起处为玄牝，实为开天辟地、生人育物之端，自古神仙无不由此一觉而动之机造成。又曰无欲观妙、有欲观窍，两者一静一动，互为其根，故同出而异名。

"学人下手之初，别无他术，唯一心端坐，万念悉捐，垂帘观照于心之下肾之上，仿佛有个虚无窟子，神神相照，息息常归，任其一往一来，但以神气两者凝住中宫（脐稍上）为主。不顷刻间，神气打成一片矣。于是听其混混沌沌，不起一明觉心，久之恍恍惚惚，入于无何有之乡焉。斯时也，不知神之入气、气之入神，浑然一无人无我、何地何天景象，而又非昏聩也；若使昏聩，适成枯木死灰。修士于此，当灭动心，莫灭照心，唯是智而若愚，慧而不用。于无知无觉之际，忽然一觉而动，即太极开基。须知此一觉中，自自然然，不由感附，才是我本来真觉。道家谓之玄关妙窍，只在一呼一吸之间。其吸而入也，则为阴为静为无，其呼而出也，则为阳为动为有，即此一息之微亦有妙窍。人欲修成正觉，唯此一觉而动之时，有个实实在在，的的确确、无念虑、无渣滓一个本来人在。故曰：天地有此一觉而生万物，人有此一觉（灵知）而结金丹。但此一觉犹如电光石火，当前则是，转眼即非，所争只毫厘间耳。学者须于平时审得清，到机方能把得住。古来大觉如来亦无非此一觉积累而成也。修士兴工，不从无欲有欲、观妙观窍下手，又从何处以为本乎？虽然，无与有、妙与窍，无非阴静阳动，一炁判为二气、二气仍归一炁而已矣。以其静久而动，无中生有，名曰一阳生、活子时；以其动静复静，有又还无，名曰复命归根。要皆一太极所判之阴阳也，两者名虽有异，而实同出一源，太上谓之玄。玄者，深远之谓也。学者欲得玄道，必静之又静，定而又定，其中浑无物事，是为无欲观妙，此一玄也。

及炁机一动,虽有知却不生一知见,虽有动却不存一动想,有一心,无二念,是为有欲观窍,此又一玄也。至于玄之又玄,实为归根之所,非众妙之门而何?所惜者,凡人由此妙窍,不知直养,是以旋开旋闭,不至耗尽而不已。智人于玄关窍开时,一眼觑定,一手拿定,操存涵养不使须臾或离,所以直造无上根源,而成大觉金仙。"

伍冲虚真人曰:"达观往昔千千圣,呼吸分明了却仙。"伍真人又说:"一呼一吸故为息,不呼不吸亦为息也。"他进一步解释:一呼一吸乃凡人之息,有出入息者,至喉而返;不呼不吸系真人之息,无出入息者,可直达脚踵。(庄子:"凡人之息以喉,真人之息以踵。")真人之息,又曰胎息。

学人练功,不达"胎息","修道"二字免谈!这是从后天达先天的一个硬指标。从未有人像黄元吉真人那样,对胎息进行如此强调和深刻的论述。

"尤要知此个胎息(炁)非等寻常,是父母未生前一点元炁,父母既生后一段真灵,性得之而有体,心得之而有用。在天为枢,在地为轴,在人为归根复命之原。人若希贤希圣希天,舍此胎息,无以为造作之地也。

"诸子近来用工,唯将心神了照不内不外之际,虚心听气息之往来,庶几神依息而立,炁得神而融,未生前一团胎息(炁)可得而识矣。由是言之,此个胎息,诚修炼之要务也。

"古云:'入定功夫在止观。'何以止?止于脐下丹田。何以观?观于虚无法窍。如此则心神自定,慧光日生,以之常常了照于不睹不闻无声无臭之地,而胎息(炁)常在个中也。

"若但粗定其息,未入大定,此个胎息尚非真也。未到如如自如之候。而凡息暂有停止,即谓胎息自动,则失之远矣。人到胎息真动,一身酥软如绵,美快无比,真息冲融,流行于一身上下,油然而上腾,勃然而下降,其气息熏蒸如春暖天气熟睡方醒,其四肢之快畅真有难以名言者。"(眉批:胎息真境)

关于凡息与胎息的关系，黄真人曰："凡息（气）一起，胎息（炁）即隔。先天之胎息（炁）非得后天之凡息（气）无以运行；后天之凡息（气）非得先天之胎息（炁）无以主宰。人能凡息一停，真机一现，凡息都是胎息。若杂念未除，尘心未尽，纵胎息亦是凡息。"

为从凡息过度到胎息，黄真人发扬了庄子的"听气"之法，传出了"听息"这一法门："唯存心于听息（听心息之相依，神炁之相融）。此个听字，大有法机。庄子云：'壹若志，无听之以耳，而听之以心，无听之以心，而听之以气。'要之此气，不是口鼻之气，不是肾间动气，更不是心中灵气；此气乃空中虚无元气（炁），生天生地生人生物者此也。唯能存心于虚无一炁，此心此神即与太和元炁相往还，所谓神炁合一烹炼而成丹也。若著凡息，还不是神与凡息相交，又何以成丹哉？经云：'不神之神，真神也。无息之息，真息也。'我须于混沌中落出先天一点真意，以之翕聚元炁，是元神与元炁相交，而大道可成。苟有粗息，我即轻轻微微将此凡息收敛至静。到凡息已停，不问他元炁动否，而元炁自在个中矣。我当凝神以正，抱意以听，此阴阳交媾之一端。我一心以听，即耳窍常闭而众窍无音也。此个听法，第一修炼良法。如此久听，自然真阳日生，而玄牝现象矣。"

他提出了颇有见地的"内法财侣地"观念："此坎中一阳、离中一阴，即内财也。日夜神火温养，不许一丝渗漏，即积内财也。能向自家身心寻出一个妙窍，即内法也。前言本来人，即内伴侣也。云虚危一穴，即内地也。"

孕药、调药之药的老嫩，如何把握？黄真人曰："若未混沌，斯为无药；若已混沌，未与神融为一，便去阴跷采取，斯为药嫩（神未全），不堪入炼；若混沌一觉（神知），未及时提取，待一觉之后又觉他事，一动之后又复动而外驰，斯为药老，更不可用。"

对于秘中之秘的"玄关"与"玄关一窍"，黄元吉真人首次明确指出，玄关也是阴阳结构，分为存神的上玄关，与藏炁的下玄关。

"玄关一窍，心肾炁交始有其兆（无中生有）。心有心之玄关（上玄关），肾有肾之玄关（下玄关）。忽然肾炁冲动，真机自现，此肾之玄关（狭义玄关）。以情归性，心神快畅，炁机大开，此心之玄关（广义玄关）。即真知灵知之体也。大开之时，无处、无事不是玄关。非粗浅人所能识也。"

黄真人对于大、小周天的论述，与伍、柳二真人所述同。

黄真人画龙点睛地指出："人欲长生，除此守中（神凝炁穴）、河车（小周天）二法行持不辍，别无积精累气之法焉。"

大江西派宗师李涵虚真人

蜀地出神仙，大成就者不少。最快的要算二十多岁就修成了的女仙人，在南充白日飞升的谢自然——她是司马承祯的弟子。男神仙就是大江西派宗师李涵虚（1806—1856），五十岁即大成了，并将他的"心血结晶"尽情吐露在《道窍谈》《三车密旨》《后天串述》《九层炼心》……诸文中。

《圆峤内篇》前言中说，真人年幼时身体甚差，奉母之命到峨眉县去养病，途中遇到郑朴山，明孙教鸾门内之高弟……遂稽首皈依。……后游峨眉山，在禅院中遇到吕祖和三丰师，密受丹道功诀。于咸丰丙辰（1856）五十岁、五月初八寅时升举："儿女英雄债，从今一笔勾。""清风明月，才知是我。"并有偈曰："大江初祖是纯阳，九转丹成道气昌。今日传心无别语，愿君个个驾慈航。"

李涵虚真人也是按照吕祖的三成全法依序而修成，并创立了大江西派。

真人引古人语云："细微节目，非真师不能传，非善人不敢道。"涵虚真人的《道窍谈》也罢，其他文也罢，无不谈得具体而详尽，非过来人、大善人、大真师不能道此。

最近有一位博士写了一本《丹道解码》，专门论述涵虚真人的西派丹法，看了令人啼笑皆非。典型的天下文章一大抄不说，纯学者都是这样。可是他连先天炁、后天气……等基本的知识都不加分辨或分辨不清，还侈谈什么丹道？更为可笑的是，把涵虚真人天仙法脉金丹大道归于"彼家丹法"，真是笑话。

吕祖《三字诀》："这个道，非常道，性命根，生死窍。说着丑，行着妙。……地天泰，为朕兆。口对口，窍对窍。吞入腹，自知道……"对此历来注解家们几乎都依"彼家丹法"来解释。

涵虚真人则完全按照清净丹法解释："丹家有一穴（玄窍），一穴有两孔。空其中，而窍其两端，故称为两孔穴。师（吕祖）所传'口对口，窍对窍'者，即此境界也。"这是涵虚真人给我们讲解了玄窍开后的阖辟之机，橐籥之相，即吕祖的原意。

第七层的炼心，"前此金水河车，仙师名为'内炼'，到此还有外炼功夫，以外合内，真心乃聚而不散。……法在以虚明之心，妙有之性，和砂拌土，种在彼家。彼家虚而自我实之，彼家无而自我有之，以有投无，以实入虚，死心不动。霎时间，先天一炁，自虚无中来……"这里的"彼家"系指虚空而言。西派弟子魏尧则讲解时，也是这样解释的。

弟子问：元精与真精若何？真人答曰："元精在我家，真精在彼家。""其在我家者，绛宫浑然之气，积久而生灵液者也（汞精）。其在彼家者，华池壮盛之气，《悟真》所称"首经"（坎离交则首经产）者是也。八月十五，金气满而水潮生，正合二分真信。学人识得此精（首经），一口吸来，霎时天仙有分，非凡物也。"这里元精（汞精）、我家，即心液；而真精、彼家，系华池肾水（铅炁）。

"丹本既立，神气融和，由是一阳见长而为兑，坎男变为兑女也（此即庚方月、西江月、峨眉月诸喻时也）。因此兑女二字，故丹家名曰首经，又曰天癸（因类而言耳。愚人不知，盲修瞎炼，未遇真师之故）。丹士采此首经，名曰摄情归性。五千四十八日归黄道之时，有如十五明月，金水圆满。

在人身中，总一先天精气，腾腾壮盛之时也。学人到此，急起大河车，运上泥丸。稍焉，有美液坠入颚中，大如雀卵葡萄，非麝非蜜，异样甘香，此乃九还大丹也。"迷信男女双修者，一见兑女、首经，便想到女性、少女。涵虚真人可不是这样。

张三丰名诗："隔体神交理最详，分明下手两相当。拿住龙头收紫雾，凿开虎尾露金光……"一般也是当成男女双修解。而涵虚真人解曰："……调息不难，心神一静，随息自然，我只守之、顺之，加以神光下照，即是调息。调度阴跷之息，与吾心中之息相会于气穴中也。神在气中，默住元海，不交而自交，不接而自接，即所谓隔体神交也。"

涵虚真人在讲解《道德经》第三十一章"偏将军居左，上将军居右"章结尾曰：

"愚按：章中喻意，盖言女鼎不祥，未可用耳。"

由以上诸文可见，涵虚真人是正统天仙法脉金丹大道继承者与实践者，而且是大成就者，还需要去搞那些男女阴阳双修的旁门左道么？

涵虚真人与伍冲虚、柳华阳二真人一样，也主张仙佛同修。他在一些文章中也引述过伍冲虚真人的某些论述：

"愚按：佛重性，而其中实有教外别传，非不有命也，特秘言耳。……仙重命，其中亦有教内真传，非不言性也，特约言耳。

"唯佛有教外别传，则从性立命，极乐之地，益见空明。"

可见凡得真传者，皆知佛家教外别传的深义，就是以性摄情而修命。读一下达摩《了道歌》即知："三家法一般，莫作两样看。性命要双修，乾坤不朽烂。"

我们前面介绍了张伯端真人对玄关一窍所下的定义，又介绍了黄元吉真人对玄关现象的描述，如果再看一看涵虚真人的玄关见解，就等于揭开了这个秘中之谜。

"玄关一窍，自虚无中生。不居五脏六腑，肢体间无论也。

"今以其名而言：此关为玄妙机关，故曰玄关。此窍为万法归一之地，有独无对，故曰一窍。一言以蔽之曰：中是也。中在上下之中，亦不在上下之中，有死、有活故也。

"何谓死？以黄庭、炁穴、丹田为此中，就是死的。

"何谓活？以凝神聚炁，现出此中，就是活的。

"以死而论，就叫做黄庭、炁穴、丹田。

"以活而论，乃算做玄关一窍。故曰：'自虚无中生。'

"真机直露，得者秘之。"

涵虚真人又说：

"玄关者，神气交媾之灵光。

"初见玄关，明灭无定。初入玄关，惝恍无凭。以其神炁乍合，未能固结也。到得交抱纯熟，死心不离，始识玄关之中，人我皆忘，鬼神莫测，浑浑沌沌，兀兀腾腾。此中玄妙，变化万端，不可名状，无怪其名之多也。"

古人有言："黄庭一路即玄关；往来无定活玄关；假立定位假玄关；功到机现真玄关。"

"黄庭一路即玄关。"黄庭有上、中、下之分。

"往来无定活玄关。"因为玄关是"神炁交媾之灵光"，预先不知它到底要在何处交媾。

"假立定位假玄关。"下手兴功，可以假设自个玄关在下丹田内，而意守之。

"功到机现真玄关。"虚极静笃，功到机现，神炁交媾，光耀夺目，炁发成窍，玄关现象。

华阳禅师也说："炁发则成窍，机息则渺茫。"神炁交媾，炁发成窍，玄关现象，玄窍定位，玄牝体立，一开一阖，生生不息。玄关现象的谜底，已揭露无遗。

涵虚真人在后天次序中，将可供修炼之炁进行了明细的分类，为四个等级，这也是前所未有的。

他说初基以后天（气、息）为妙用，然有可用之后天，即有不可用之后天。夫不可用之后天，并不得以后天（息、气）名之。以其至阴至浊，不足道也。今悉从可用者依次言之：

第一曰后天；第二曰后天中之先天；第三曰先天；第四曰先天中之先天。

后天者，阴跷之气（炁），生人之根，乍动为元精（动气）者也。学人敲竹（调息）唤来，入于内鼎（正丹田），自然炼精化气（炁）而开关窍。此气（炁）冲五脏，熏百骸，萦绕脉络，仍归丹田。

凝神调息，静候动机（下玄关开）。机动籁鸣，一缕直上，是为后天中之先天（炁）。采之以剑（武火），调之以琴（文火），运之以河车，封之以黄庭，此即玉液炼己之功。

久久纯熟，身心牢固，然后入室临炉，而求先天（从虚寂中来）。这先天，乃是元始祖炁。先把真阴（离中之汞精）、真阳（坎中之金炁）同类有情之物各重八两立为炉鼎（真阴真阳共同合成玄关一窍，而成内鼎）。假（借）此炉鼎之真炁，设为法象，运动周星，诱彼先天出来（先天一炁从虚无中来），即刻擒之。不越半个时辰，结成一粒，附在鼎中，是为铅母，号曰外丹。

先天中之先天者，铅中产阳，帘帏光透。采此至真之阳炁，擒伏己身之精气，所谓"金来归性初，乃得称还丹"。以后温养固济，日运阴符阳火。抚之育之，乃化为金液之质。吞归五内，是名金液还丹。服食之后，结成圣胎。十月功完，阳神出现。五行难管，位号真仙矣。

对于最重要的周天功夫，涵虚真人透露了"三车密旨"。

第一件运炁，即小周天，子午运火；第二件运精，即玉液河车，运水温养；第三件精炁兼运，即大周天，运先天金汞，七返还丹、九还大丹。此三车者，皆以真神、真意斡乎其中。

第一件河车，运炁功夫，所以开关筑基，得药结丹。……无知无识之际，一阳来复（下玄关开），由下丹田熏至心阙，使人如梦初醒——活子时。急起第一河车，采此运行，迟则无形之炁变为有形。此炁，名壬铅，名后天，又名阳火。故曰子时进阳火。

第二件河车，运精功夫，抽坎铅，制离汞，炼己性。前此运炁日久，得了小药，结了丹头。以后绵绵内息，天然自在，固守丹田。每早辰间，清坐清卧，其丹如一团软绵，升于心府。仍要收回虚中，杳然无形，方不走失。诀曰"神返身中气自还"，正此时。

怀抱日深，忽然间丹田如春水处生，溶溶漾漾。即守自然之内息，烹之、炼之，其水忽化为热气，有两胯内边流至涌泉。须要神注两踵，真息随之，此所谓"真人之息以踵"也。

如此片时，涌泉定静，即将心返尾间，默默守候。忽觉有物来尾间间，似绵陀，似馒首，似气块，沉滞难行。就要调停内息，专心一志，猛烹急炼（武火）。乃有一股热汤，透出尾间，徐徐过腰脊，滔滔上泥丸。方谓之黄河倒卷，曹溪逆运。……吕祖所谓："搬精入上宫，不与运气同。"泥丸宫中，水声震响，久之而水声止息，神即休于其中。持守片时，乃以舌倒舐上颚，鼻中忍气，牙关紧闭，两手反抵坐榻，头面仰对空梁，候它金液满舌，其鼻息忍而不播，伊乃咽了一声，流入气管，降下重楼十二阶梯，神水灌注华池矣（此华池在人两乳中间，名曰上气海）。

第三件河车，运先天精气，丹家名汞迎铅入，情来归性，七返九还之事。

前此炼己纯熟，汞性通灵，进退自如，雌雄应变。功夫至此，乃可行返还大事。

七返还丹者，先将已成之汞性呼为内丹，于是入室坐圜，把内丹藏于空洞之中。上边如乾，下边如坤，性边属有，命边属无。先要以有入无，然后从无生有，其象如乾精播于坤母，坤乃实腹而为坎。坤精感自乾父，乾乃虚心而为离。乾坤既列，名为鼎器（即有无妙窍也）。离坎二用，借此现形。

涵虚真人在"后天串述文终经"中，将他的修持模式划分为九个步骤：

（1）收心。收心入内，以中为极，以和为则，以神为体（定），以意为用（慧）。

（2）寻气。寻气在阴跻为先，中是活活泼泼，不见不闻之处。……元精者，阴跻一脉，逐日生人之气也。……后天鼎者，即元神元气交合之所，心名灵父灵母。

（3）凝神。潜伏于丹田之中，呼吸于虚无之内，是名命蒂，又号胎息。

（4）展窍。忽然内鼎之间，冲出一物，跳跳跃跃，嘘嘘喷喷，直由冲脉上至心府，即展窍时。

（5）开关。俟其冲突有力时，乃变神为意，引出尾闾，一撞三关，飞上泥丸，即开关。

（6）筑基。关窍既开，乃行养己之功，而谈筑基之道。筑基者，采彼气血（炁），补我精神（神）。精神虽壮，又恐动摇，于是以壬铅制之。壬铅者，二气（炁）媾而生者。

（7）得药。天地交合之时，混混沌沌，氤氤氲氲，结为虚无窟子。虚无窟子中旋产一炁，即以此炁为壬铅，此得铅时。

（8）结丹。铅之体有炁无质，以故轻而上浮。至昆仑时，要以目光上视，神炁相息于鼎中。凝住一时，阳极阴生，始以舌倒抵上腭，鼻息要匀，抵腭久之，乃有美津降下，寒泉滴滴。虽不甚多，然一吞下重楼，以意送入黄庭。却又奇怪，发声如澎湃一般，始知天上甘露，原不可多得。降入黄庭，结为内丹。

（9）炼己。在尘出尘，对境忘情。

对于中年学道者，涵虚真人说："只要凝神有法，调息有度，阴跷炁萌，摄入鼎内，勿忘无助。后天气生，再调再烹，真机自动。乘其动而引，不必着力开，而关自开；不必着力展，而窍自展。真炁一升于泥丸，于是而河车之路可通。要皆自然而然。乘乍动而静之际，微微起火，逼过尾闾，逆流天谷。自然炼精化气，灌注三宫。以后复得外来妙药，擒制吾身之真炁，令其交凝，使不散乱。然后，相亲相恋，如龙养珠，如鸡抱卵，暖气不绝，同落于黄庭之间，结为朱橘，乃曰"内丹"。则初候之功成，延年之妙得，全形之道备也。

以上可同时可参考《九层炼心》道言。

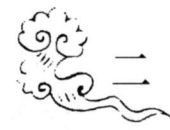 ## 二　金丹大道修持学常用名词简释

道（先天）：形而之上谓之道——无体之道，或曰宇宙真宰。

有形的浩瀚宇宙，亿万年运化有序，谁在"暗中"主宰？视之不见，听之不闻，故难以名之——强名曰道，或曰无极，或曰真宰。现代哲学认识论的"绝对真理"略近其义。

道（后天）：形而之下谓之器——具体之道，或曰太极，物道与人道。现代哲学认识论的"相对真理"约略近似。

德：道之动——道之用。

道与德，一体一用，体用如一。道无为，先天之自然；德为之，后天之修证。

天地之大德曰生——生生不息，因而有天德、地德、物德、人德。人德又有公德、上德、下德、玄德。

儒家重品德，佛家讲福德，道家论功德；莫不尊道而贵德。

道家炼功并修德，功德圆满，德被他人及宇宙万物，谓之玄德。

道德：道乃万物之本源（无极），德为万物之本性（太极）。单说体曰道，单说用曰德，体用同说曰道德。

"如"是"道"，"来"是"德"，如来即道德，随缘起妙用。

或曰，道——宇宙普遍的自然规律（尽性）；德——万物个别的特殊规律（知命）。

阴阳：凡形而下宇宙自身及宇宙万物、万象，皆系阴阳结构——一分为二又合二为一的太极结构。故阴阳结构是宇宙及宇宙万象的根本结构，最初结构与最终结构。

形而下宇宙是由不灭的物质（阴）与不朽的精神（阳）和合而成，亦即不朽的精神生命与不灭的物质粒子阴阳交媾而形成宇宙万象；万象中一象为人——宇宙杰作，活灵之道。

也可以说，阴阳系形而下宇宙结构总纲的XY轴，万物乃XY轴各象限中无尽的节点或网眼。

道化：道生天命之性——不生不灭的先天生命本原，无极性海，后天生灭不已的生命体之泉源。

性生生命之神——天命元神，太极混沌之珠，道之代表或特派员，俗谓之"灵魂"；后天生命体之主宰。

神有炁则灵——神（灵）怀抱先天道赋之生命方程式（数），同时依靠道赋之生命能量（炁），而展开其后天生命的运程（命）。

神无炁则归性——生命方程式运转完毕，炁竭数尽，元神太极复归无极而归根复命，或再领新命。

炁数：阴阳五行数理之神机，生机方程式。宇宙天命运化之大方程式，与个体生命运行之小方程式。

修道：修真了道。

修真，彻底了知人命与天命（性）来龙去脉之真机、真相、真谛，本来面目。

了道，修人命以副天命，升华自我生命体由凡而仙，顿悟成佛，与天为一，天人同化。

一炁："道生一"之浑元一炁；或曰元始祖炁，太和元炁，鸿蒙未判之先天一炁；道之用，德之行；"天得一以清，地得一以宁，神得一以灵……"的"一"之元炁。

一阳：阳炁，静中一阳初动所生之炁；一候新生之炁，亦曰首经。

黄芽：黄芽（精炁）土内生，白雪（神光）天上来。初生之炁萌动如芽，微小而珍贵。

黍米：来自外丹名词，"黍米之丹，居然能够点铁成金"，义为丹头，经由小周天采炼而得。即采取的先天一炁，至精至微，"一粒复一粒，从微而至著"。

丹头："丹头只是先天炁，炼作黄芽发玉英。"点化阴质的先天元炁，人元金丹药材。

一斤、二八：古制一斤，384铢，合64卦384爻。人生之时，禀得天地之炁360铢，合为一周天之数，加上禀受父母之炁24铢，共计384铢。

二八为两个八两、两个半斤，合而为一斤。

神水、灵泉：先天元精，由先天一炁所化（炁化成精），又称真液，内丹药物。

二候：一阳初动之时，称为一候，如初三新月。此时药苗尚微，故不可采。炁生盈盛如十五之月，圆满之候，乃不老不嫩之时，称为二候，正宜采归。

四候：子午卯酉，四个时位，沐浴之候。

乌肝（金乌、太阳）：元神、元性、汞精。

兔髓（玉兔、月亮）：元炁、元精、铅精。

阴精：五谷精华所化之物，口中甘津，动气、嫩炁。

阳精：阴中之阳，元精、动炁。

七返九还：火属七（神）、金属九（炁）。

心（神）火（七）下降，即七返于中原而入于下丹田结丹，曰"七返还丹"。

九阳之炁，周流一身，阴消阳长，曰"九转还丹"。

下丹田：气穴、元海、造化炉。肚脐内里，方圆一寸二分，虚悬一穴，藏先天之精。采药炼丹之所。

中丹田：土釜、黄庭、归中。心下三寸六分，方圆一寸二分，虚悬一穴，藏先天之炁。养丹育胎之处。

上丹田：泥丸、紫府、昆仑。在前额内里，方圆一寸二分，虚悬一穴，藏先天之神。婴儿成长之地。

绛宫：心下一窍。通心肾二炁。

二 金丹大道修持学常用名词简释

黄房、土釜、中宫：心之下，脐之上，中丹田处。中央属土，色黄。

黄庭：有上、中、下之分，相当于三个丹田处。

黄道：任督二脉。

三关：尾闾（脊椎末端）、夹脊（双关、辘轳关，双肾部位）、玉枕（脑后枕骨处）。

外鼎、内鼎：鼎、鼎炉，下手行功意守之处所、之窍位，"前对脐轮后对肾，中间有个真金鼎"。外鼎，前七后三之处。内鼎、窍中窍，气穴、炁穴；后天性命"意息"混融"以气为穴"而神凝之以形成气穴；先天神炁交媾形成的玄关一窍，修持先天大道之道场，是为玄关、炁穴。

药物："人老原来有药医"之"灵丹妙药"。分小药、外药，和内药、大药。

小药、外药：静极生动，活子时到，阳生药产，欲向外驰而化凡精，即用武火"勒阳关"采之而回，曰外药、小药。"小药生而后采。"

大药、内药：小周天采取、烹炼，去矿留金，不再运行，只内动于炁穴、炁根，沐浴温养，故曰内药。

"六根震动"景到，内药纯乾，孕育为大药，采归中宫土釜，聚而为丹，养而成胎。"大药采而后生。"（神光寂照）

六根震动：内药纯乾、大药将产时的六种征兆：丹田火炽，两肾汤煎，眼吐金光，耳后风生，脑内鹫鸣，身涌鼻搐。

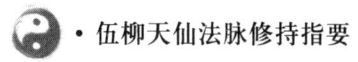

性命："天命之谓性。"

广义来讲，性为先天不生不灭的宇宙生命本元，后天万灵生命之复命依归；或曰精神天命之"绝对真理"。命是生灭不已的后天生命现象，具体生命之"相对真理"。

性命就是生灭不已的后天生命现象，与不生不灭的宇宙天命本元之大辩证统一。

性命双修：修性以灵命；修命以实性；故曰性命双修。

"性依命而立。"如不修命以实性，性则虚而不实；"命由性而成。"修命若不了性，则命无以灵。

性与命似二而一，元不可分；分则滑入旁门左道。

通俗地说，如不改造色身，使之成为强健的载道之器（修命），必难以承担载道与弘道大业；同理，如不树立正念，扩展心量，升华心性（修性），必不知功何以炼，德何以立，道何以承（传）。

刀圭：中宫属土。真水（元精）聚此为己土，真火（元炁）聚此为戊土，阴阳、戊己二土（水火二炁）合而成圭，产生先天真一之炁，以点化阴质。

"刀头圭角，些子而已（初产量少）。"

铅与汞：又称黄芽、白雪，原外丹用语。汞喻心火，汞火易飞——妄念易生，元神难安。铅喻肾水，肾水易流——情欲难制，败精伤炁。若使心肾相交，水火既济，铅汞和融，则心火不飞，肾水不流，神气合融，生命升华。

曲江：坤腹也，肾区属水喻以江，即丹田。

两弦：任督二脉。前弦任脉；后弦督脉。督脉之路线长于任脉，故有

"前弦短，后弦长"之说。

三宝：道、经、师；天、地、人；日、月、星；精、气、神；耳、口、目。

精气神（后天）：交媾精，呼吸气，思虑神。

精气神（先天）：元精，元炁，元神；元——本有之物。

精与炁（气）：精是质，炁（气）是能。精可化而为炁（气），炁（气）可凝而成精，故精炁（气）一体而二名。故古人曰："以其流行谓之炁，以其凝聚谓之精。"

现代科学有：质可化而为能，能可聚而成质。有爱因斯坦的质能关系式为证。

神：阴阳不测之谓神。阴阳之互变，精炁（气）之互化，咸赖"神"的指令。故神是主人，精炁皆仆人。或曰，精是基础，炁（气）是动力，神是主宰。

婴儿姹女：姹女为离，即心神。婴儿为坎，即肾炁。

三花聚顶：元精、元炁、元神聚于上丹田以孕育真种。"产在坤（腹），种在乾（宫）。"（崔希范真人语）"任他坤位生成体，种在乾家交感宫。"（张紫阳真人语）

三昧真火：心火、肾火、膀胱火。《真仙秘传火候法》："心为君火，而曰上昧；肾为臣火，而曰中昧；膀胱为民火，而曰下昧。三炁聚而为火，名曰三昧真火。"

和合四象：肺金、肝木、肾水、心火四象，会聚于中宫脾土，谓之和合四象，以促助内丹修炼。

五炁朝元：五脏五炁汇聚元海、丹田之中，促助内丹成形。

玄关：关藏元神、元炁的关窍。分存神的上玄关，与藏炁的下玄关。

玄窍：未开为关，既开成窍；神炁交媾之处所、道场。

玄关一窍：上、下玄关开后，神炁混沌为一，合成玄关一窍——玄关现象。

玄牝：玄关窍成，玄牝体立，一开一阖，生生不息；玄牝即玄关、似二而一。

橐籥（tuó yuè）：两头开孔的袋子；古代风箱。心（神室）肾（气府）之间，似有一管相通，名曰橐籥，又名无孔笛。老子曰："天地之间，其犹橐籥乎。"（风箱鼓风，动而愈出）

重楼：十二重楼，即气管。

先天与后天：体与用，道与器，源与流，虚与实，绝对真理与相对真理。

凡息：凡人之息，一呼一吸；一呼一吸，一生一灭；故凡息为外呼吸，至喉而回，不及丹田。

真息：真人之息，其息深深，直达脚跟；口鼻息停，真息氤氲。故真息乃内呼吸，即不呼不吸；不呼不吸，则不生不灭。

胎息：初胎息，无胎之胎息。口鼻息停，丹田鼓荡、开合之内呼吸；此时尚未结胎，故称无胎之胎息——初胎息。

真胎息，有胎之胎息。珠圆胎产之后，内呼吸即由初胎息过度到真胎息——真胎息无息；无息则不生，不生则不灭。

鹊桥：分上、下鹊桥。上鹊桥在鼻窍上腭处，鼻梁金桥，为连通任督二脉之桥梁。下鹊桥在阴跷处，会阴部，亦为连通任督二脉之桥梁。

阴跷：复命关、生死根，尾闾前、阴囊下。又名虚危穴，阴阳交汇之地，逐日生炁之处，任督二脉总枢；采炁以此为先。此脉一动，即一阳初动，百脉齐动。

漕溪：脊髓内里的通道，又名黄河。小周天阳炁上升之路，即督升之路。

活子时：

命阳生活子时：静中一动，丹田炁发，下玄关开，暖炁氤氲，炼丹的药材现成。

性阳生活子时：虚中一觉，阳光一现，上玄关开，炼丹之主宰出现。

周天活子时：坎离交，药苗产，嫩至壮，盛而动——它要动，我先动，引至尾闾运转周天，采取烹炼。

小周天：周天活子时至，坎离交，小药产，督升任降，采取、烹炼的循行路线，进行玉液还丹。

大周天：正子时至，六根震动，内药纯乾，沿督脉上升，至上丹田乾坤交感，"产在坤，种在乾"，"乾坤交媾罢，一点落黄庭"，服食金液，下降土釜黄庭，坐关七天，行卯酉周天——大周天而产珠结丹。

小周天玉液还丹，滋润脏腑，成就人仙。因其作用小，故曰小周天。

大周天金液还丹，脱胎换骨，成就地仙。因其作用大，故曰大周天。

河车：喻运送药物沿任督二脉漕溪、黄河进行采取、烹炼之道器。周天运转，斗柄斡旋，常称河车之路；通过尾闾、夹脊、玉枕三关时，又分别名为羊车、牛车、紫河车——道器。

火：心神，意念。

武火：进火，意念集中，注重呼吸，以助火工，如采药归炉；小周天督升进阳火、采取时常用武火。武火为不得已之助功。

文火：退火，温养沐浴。药已归炉，封固温养，呼吸若有若无；小周天任降退阴符、烹炼时常用文火。文火为修炼之正功。

止火：勿忘勿助，神光寂照。

去矿留金：小周天炼精化炁，采取烹炼，提纯真炁；如药物在上丹田停留沐浴，除去杂质亦是。

火逼金行："火逼金行颠倒转。"真意（火）导引真炁督升、任降运转周天。

卯酉刑德：卯酉，为一个周期阴阳平分之位，亦即沐浴之候。刑德，"阳为德，德则出，万物生；阴为刑，刑则出，万物死（杀）"；刑杀德生，故刑德（生杀平均）即卯酉。

二 金丹大道修持学常用名词简释

沐浴：洗心涤虑，止火（不燥）停符（不寒），自然混融，以免伤丹。

水源清浊：水源即药源。"意静神凝水源清，意动神行水源浊。"

玉液还丹：玉液即口中甘津阴精，乃五谷精华，可以转化成元精而为药材。"药为玉液滋脏腑。"

"坎离交时药苗嫩"，白虎首经，玉液还丹，功用为滋养五脏六腑，四肢百骸，强化色身以成为载道之器。

金液还丹："丹为金液换骨髓。"玉液精炁足而神未全，能固色身。"乾坤融处丹相垂"，金液则炁足神全，能改造色身、脱胎换骨，并能进一步成就法身。

花心酒色：静极阳动，真炁萌发，比之曰花发或花蕊；生花之处是丹田，名之曰"花心"。

酒即长生酒，真精灵液，金玉之质。"酒是良朋花是伴，景里无为道自昌。"

黄婆：牵线搭桥的媒婆。

黄婆家住中宫脾土，土色黄，卦属坤，坤为母，故称婆，即元神真意、灵觉。

黄婆真意，具有无意中调和神炁浑然为一之功能，故真意无意，无妄意；黄婆无婆，强名为婆。

法财侣地（外）：法，口诀、理法。财，"无钱不能修道"，在三年乳哺、九年面壁时，需人护道……须准备充分。侣，护道伴侣，最好是懂行的过来人！南五祖："我今修得长生药，年年海上觅知音。""财不难兮侣却难，走遍天涯不见人"。知音难觅，千万人中也难得一个过来人。地，即修炼尤其闭关时的处所，最好是风水宝地。其实只要是安静无扰之处，生活方便即行；视自己的条件而定。

法财侣地（内）：黄元吉："此坎中一阳、离中一阴，即内财也。日夜神火温养，不许一丝渗漏，即积内财也。能向自家身心寻出一个妙窍，即内法也。前言本来人，即内伴侣也。云虚危一穴，即内地也。"

转识成智：

前五识转成所作智：坐禅功夫深厚，神通变化，玄妙莫测，随机起用。

第六识独成妙观察智：能入诸根，善知分别境界。

第七识转平等性智：上下无差别，一视同仁，以慈悲心随其机缘普度众生。

第八识独成大圆镜智：自性清净，离诸污染，彻观一切，朗无不照，对境忘情，澄澈清净。

四智三身：

四智合成三身：成所作智与妙观察智合成化身；平等性智独成报身；大圆镜智独成法身。

转八识成四智，束四智成三身，不离本性。

法身：如来、体、性、神、本原、见地、清净、本体身、理念身、能之源、天命之谓性、大光明心光。

报身：世尊、相、智、精、现象、修证、圆满、现在身、功德身、能之态、率性之谓道、无分别心光。

化身：佛陀、用、行、气、随现、行愿、千百亿、身外身、智慧身、能之用、修道之谓教、无差别心光。

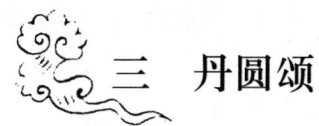# 三　丹圆颂

取出坎中画，补离还复乾。
纯阳命本固，灵妙性珠圆。

还元是方向，得窍是关键，
定水澄清时，性珠自出现。

定里见丹成，丹成妙趣长，
处处皆净土，心地自清凉。

坎离非交媾（不可），乾坤自（然）化生，
人能知此理，一点落黄庭。

一孔玄关窍，三关要路头，
忽然轻运动，神水自然流。

凿破玄元窍，冲开混沌关，
但知烹水火，一任龙虎蟠。

玉液滋神室，金胎结气枢，
只寻身内药，不用检丹书。

一窍名玄牝，中藏炁与神，
有谁知此窍，更莫外寻真。

万物生皆死，元神死复生，
以神归炁内，丹道自然成。

神气归根处，身心复命时，
这般真孔窍，料得少人知。

心下肾上处，肝西肺左中，
非肠非胃府，一气自流通。

妙用非关意，真机不用时，
谁能知此窍，且莫任无为。

药材分老嫩，火候用抽添，
一粒丹光起，寒蟾射玉帘。

火候通玄处，古今谁肯传？
未曾知药采，且莫问周天。

心田无草秽，性地绝尘飞，
夜尽月明处，一声春鸟啼。

造化无根蒂，阴阳有本原，
这些真妙处，父子不堪传。

炼气徒施力，存神枉用功，

岂知丹诀妙，镇日玩真空。

云散家家月，花开处处春。
几多云外客，尽是世间人。

作伴云和月，为邻虚与空。
一灵真性在，不与众人同。

三十三天天重天，白云里面有神仙；
神仙本是凡人做，只怕凡人心不坚。

无心无物亦无人，得会生前旧主人；
但于此中留一物，灵台聚下红沙尘。

风动幡动原非真，本性圆明是法身；
解得拈花微笑意，后来无处著纤尘。

未识空理莫说空，执空易失主人翁；
欲知空里真消息，尽在鸿蒙未判中。

只知著有不解空，一时昧却主人翁；
若致空有皆不住，六根自在大神通。

死生生死两相参，大事因缘不等闲；
未死之前先像死（大定），生机即在死中探。

凝神静坐水晶宫，彻骨清凉心地空；
水火金木归一处，更无南北与西东。

翻山越岭找金矿，千挑万拣费思量；
猛然失足掉悬崖，始觉原在金山上。

人情浓厚道情微，道用人情世岂知？
空有人情无道用，人情能得几多时？

我昔修行得真诀，昼夜功夫无断绝；
一朝行满人不知，四面皆成夜光阙。

白玉齿边流舍利，红莲叶上放毫光；
喉中甘露涓涓润，心内醍醐滴滴凉。

线作长江扇作天，鞍鞋抛向海东边；
蓬莱此去无多路，只在谭生挂杖前。

忽然夜半一声雷，万户千门次第开；
若识无中含有象，许君亲见伏羲来。

天人一气本来同，为有形骸碍不通；
炼到神形冥合处，方知色根即真空。

达摩西来一字无，全凭心意用功夫；
若于纸上觅佛法，笔尖蘸干洞庭湖。

金满三车夺圣机，冲开九窍过漕溪；
迢迢运入昆仑顶，万道霞光射紫微。

片晌功夫炼汞铅，一炉猛火夜烧天；

三 丹圆颂

忽然神水落金井，打合灵砂月样圆。

独步昆仑望杳冥，龙吟虎啸甚分明；
玉池常滴阴阳髓，金鼎时烹日月精。

河车搬运上昆山，不动纤毫到玉关；
妙在入门牢闭锁，阴阳一气自循环。

人心若与天心合，颠倒阴阳只片时；
龙虎战罢三田静，拾取玄珠种在泥（泥丸）。

大道分明璇玑图，阳火阴符法天然；
霎时火候周天毕，炼颗明珠似月圆。

不是灯光日月星，药灵自有异常明；
垂帘久视光明处，一颗堂堂现本真。

一颗金丹何赫赤，大似弹丸黄似橘；
人人分上本圆明，夜夜灵光照神室。

参透世事自定神，也无我相也无人；
劝君莫作寻常看，一道灵光贮自身。

看花容易绣花难，绣到难时莫惮烦；
待到空中云雾散，百折不回做圣贤。

劝君莫虑无知音，自有同心合德人；
只管中流作砥柱，何愁孤树不成林。

打破虚空消亿劫，既登彼岸舍舟楫；
捞得澄潭潭心日，破壁飞去弄明月。

真个佛法就是道，一个孩儿两个抱；
二气合成一粒丹，更于何处觅神仙？

画出鸿蒙始判图，碧天如洗月轮孤；
卦爻未足还须待，只问同人悟也无。

独自行来独自坐，无限时人不识我；
唯有城南老树精，分明知道神仙过。

三清剑术妙通灵，斩妖诛怪没影形；
纵横万里无遮拦，归来依旧守黄庭。

万里诛妖电光绕，白云一片空中娇；
昔时携剑斩群魔，今赠君家除烦恼。

世人错认坎离精，搬运水火成间隔；
放下万缘毫不起，此是先天真无极。

一日清闲自在仙，六神和合报平安；
丹田有宝休寻道，对境无心莫问禅。

透体金光骨髓香，金筋玉骨尽纯阳；
炼教赤血流为白，阴气消磨身自康。

生死之机两相关，世人所以有生死；

生死之机不相关，至人所以超生死。

九十九岁闯阳关，百零八岁度阴关；
梦醒方知梦中梦，人在旅途月在天。

一轮心月贴天庭，兔魄乌魂特地清；
些小闲云难作障，通天彻地自圆成。

寒光不动自天然，应变随人方与圆；
应证了之无那个，这生恰似未生前。

大道不分男与女，阴阳五行总一般；
女子更比男子易，三年五载便成仙。

借问真人何处来？从前原只在灵台；
昔年云雾深遮蔽，今日相逢道眼开。

跏趺夜半一声钟，敲破西方不见踪；
方识弥陀原是我，开帘月照万层峰。

时来自有风云会，运转岂无龙虎吟；
好个雾清天气朗，一轮红日照乾坤。

一句半句便通玄，何用丹书千万篇；
人若不为形所累，眼前便是大罗天。

闭户潜休不记年，著书立说阐真诠；
劈破鸿蒙觅妙妙，剖开太极见玄玄。

剖符晰秘通天地，采古酌今契圣贤；
阅尽丹书千万篇，末后一段无人传。

人人有卷无字经，不是纸笔墨写成；
展开原来无一字，昼夜四时放光明。

光明寂照遍河沙，凡圣原来共一家；
一念不生全体现，六根才动被云遮。

不是玄门消息深，高山流水少知音；
若能寻得来时路，赤子依然混沌心。

性命双修教外传，其中玄妙妙而玄；
簇将元始（太极）归无始（无极），
逆转先天作后天（再颠倒回来）。

一阳初动即玄关，不必生疑不必难；
正好临炉依口诀，自然有路透泥丸。

炼丹不用寻冬至，身中自有一阳生；
龙飞赤水波涛涌，虎啸丹山风露清。

昔年遇师亲口诀，只要凝神入气穴；
以精化气气化神，炼作黄芽并白雪。

圣人传药不传火，从来火候少人知；
莫将大道为儿戏，须共神仙仔细推。

些小天机论炁精，吕公曾道别无真；
神仙不肯分明说，说与分明笑煞人。

辛苦都来十个月，渐渐采取渐凝结；
而今通身是白血，已觉四季无寒热。

只取一味水中金，收拾虚无造化窟；
促将百脉俱归源，脉住气停丹始结。

闲中偶尔道天台，乍见霞光五色开；
想是阴阳初变化，取归鼎内结婴儿。

形如雀卵团团大，间似骊珠颗颗圆；
一粒灵丹吞入腹，始知我命不由天。

养得金丹圆似月，未免有圆还有缺；
何如炼个太阳红，三界十方都洞彻。

一颗舍利光烨烨，照尽亿万无穷劫；
大千世界总皈依，三十三天咸统摄。

摩尼珠，人不识，如来藏里亲收得；
六般神用空不空，一颗圆光色非色。

2014 年 7 月 8 日于鹤鸣山

图书在版编目（CIP）数据

伍柳天仙法脉修持指要 / 静虚子著. —北京：华夏出版社，2015.4
（2025.11 重印）

ISBN 978-7-5080-8408-4

Ⅰ. ①伍… Ⅱ. ①静… Ⅲ. ①道家－哲学思想－文集 ②中医学－文集 Ⅳ. ①B223.05-53 ②R2-53

中国版本图书馆 CIP 数据核字（2015）第 062998 号

伍柳天仙法脉修持指要

作　　者	静虚子	
责任编辑	罗　庆　梅　子	
出版发行	华夏出版社有限公司	
经　　销	新华书店	
印　　刷	三河市万龙印装有限公司	
装　　订	三河市万龙印装有限公司	
版　　次	2015 年 4 月北京第 1 版	
	2025 年 11 月北京第 9 次印刷	
开　　本	710×1000　1/16 开	
印　　张	17	
字　　数	225 千字	
定　　价	42.00 元	

华夏出版社有限公司　地址：北京市东直门外香河园北里 4 号　邮编：100028
网址：www.hxph.com.cn　电话：(010)64663331（转）

若发现本版图书有印装质量问题，请与我社营销中心联系调换。